2022 大阪社会保障学校・市民公開シンポジウム

大阪のコロナ禍3年を検証する

―医療・保健所・介護・保育・障がいの現場から―

企画　大阪社会保障推進協議会

医　療／**河原林正敏**　耳原総合病院院長
保健所／**保　健　師**　大阪府関係職員労働組合
介　護／**日下部雅喜**　ケアマネジャー・大阪社保協介護保険対策委員長
保　育／**乾　みや子**　社会福祉法人どんぐり福祉会専務理事
障がい／**皿海みつる**　社会福祉法人コスモス常務理事
コーディネーター／**井上　美佐**　医師・大阪府保険医協会副理事長

日本機関紙出版センター

はじめに

大阪社会保障推進協議会会長 茨木診療所所長
安達克郎

２０２０年1月から始まった新型コロナウイルス感染症は、感染の新しい波が来るごとに新規感染者数、重症者数、死者数を更新し、現在第7波から第8波へ移行しつつあるという状況にあります。直近の日本国内の感染者数は累計で２２６０万人、昨日の感染者数は7万4千人で、死者数も第7波としては上昇しています。

また大阪の状況を見てみますと、人口１００万人当たりの感染者数では大阪府は全国で2位、沖縄県が1位です。しかし１００万人当たりの大阪の死者数は７５２・９人で1位となっており、ここになぜ大阪でこれだけひどいコロナ禍が起きたかということを検証することに今日のシンポジウムの意義があります。

大阪では２０２１年3月から5月の第4波のときに、特に大阪市では病床使用率、重症病床利用率が１００パーセントを超え、陽性者に保健所から連絡に来るのが1週間以上かかり、入院が必要な患者が救急車に乗っても入院先が見つからず何時間も待機する、そして在宅療養中に急変して亡くなる方も出てくるという、まさに医療崩壊が起こりました。その後の第5波、第6波、第7波でも医療現場は危機的な状況に陥りました。これまで様々な団体が再三にわたって大阪府知事に対し、ＰＣＲ検査の拡充や保健所機能の強化、病床削減の撤回などを要請してきましたが、なかなか聞く耳を持ちませんでした。

急性期病床299床を削減、大阪市内に保健所は一つだけで大規模検査に消極的など、慶應義塾大学の調査（2021年4月26日発表）でも、コロナ対策の都道府県ランキングではワースト1の評価で、大阪の医療崩壊はまさに政治の責任と言えるのではないでしょうか。第6波、第7波のオミクロン株は感染力が強く、みなさんの周りでも学校・園や高齢者施設でのクラスター発生、そして病院や診療所でも集団感染が発生し、休園・休校、病院の病棟閉鎖、診療所の休院など医療にかかれない人を大量に生み出しました。

これに対して政府、特に大阪府、自治体の対応はどうだったのでしょうか。第8波、第9波に向けてどのような対策をしていけばいいか、それを本日のシンポジウムで現場から明らかにしていきたいと思います。

コロナ危機を深刻化させた背景には1990年代から政策的に進められた保健所統廃合、公的研究機関の人員削減、感染症病棟や急性期病棟の削減などの政府による医療費抑制政策があります。新興感染症対策については2009年に新型インフルエンザの流行後に厚労省の専門家会議が、医療体制の拡充、PCR検査体制の整備、保健所などや感染症対策を担う専門機関の強化などの提言（2010年6月10日「新型インフルエンザ対策総括会議報告書」）をしましたが、政府は実行してきませんでした。

さらに橋下徹元大阪府知事・大阪市長もやりすぎたとつぶやいたことがありました。2020年4月5日、コロナ禍が始まって2、3カ月たったころですけれども、橋下氏は「僕が今更言うのもおかしいところですが、大阪府知事時代、大阪市長時代に徹底的な改革を断行し、有事の今、現場を疲弊させているところがあると思います。保健所、府立市立病院など。そこは、お手数をおかけしますが見直しをよろしくお願いします」とツイートしました。

さらに「平時のときの改革の方向性は間違っていたとは思いません。ただし有事の際の切り替えプランを用意しなかったことを考えが足りませんでした」とつぶやきました。今はＢＣＰ（事業継続計画）という有事の際に事業を継続するための計画策定が、どこの事業所も義務づけられています。

さらにこういうコロナ危機の中でも、自公政府は、２０２１年の国会で、75歳以上の窓口負担２倍化法と病床削減推進法を成立させました。21年秋に安倍・菅政権を引き継いだ岸田政権は、誕生時の言葉とは裏腹に新自由主義の継続、大軍拡、社会保障切り捨ての政治を進めています。

命を守る政治の実現が必要です。大阪社保協ではコロナ禍でも自治体キャラバンを続け、住民の暮らしを支える施策を勝ち取ってきています。本日のシンポジウムで各現場からの提言を今後の大阪社保協の活動に生かしていきます。

（２０２２年11月６日）

シンポジウム開始にあたって

大阪府保険医協会副理事長　井上美佐

本日のシンポジウムのコーディネーターを務めます大阪府保険医協会副理事長の井上美佐です。どうぞよろしくお願いします。新型コロナが流行を始めてからおよそ3年近くになりますが、先ほどの安達会長の挨拶にもありましたように、大阪ではコロナでの死亡率が全国最多ということで冬のコロナ対策がうまくいったとはとても言えない状況にあります。

医療機関や保健所、介護、保育、障がい者施設など、現場は対応に追われて過酷な状況でした。いま第7波がちょっと下火になっており、一息ついているような状態ですが先月末からまた再び増えてきているような気配です。

必ず来ると言われている第8波ですが、以降の対策をとるためにもこの3年間の振り返りが必要となります。本日のシンポジウムの目的はこれまでのコロナ対策の検証、それと解決策の模索・提案です。

本日の進行はざっくりと三つのテーマに分けて発言ディスカッションを行います。まず最初（第1章）に、新型コロナが流行し始めてからこの約3年間のそれぞれの現場でどのような状況であったかという報告を行っていただき、その後シンポジストのみなさんの間で意見交換を行います。

続いて二つ目（第2章）のテーマとして、大阪の状況がこのようなことになっていることに対する問題提起を、それぞれの立場で発言いただき、その後意見交換をいたします。そして最後に三つ目（第3章）のテーマとして、大阪は今後の第8波、第9波に向け何をなすべきなのか、政策的な提言をそれぞれの立場から行っていただきます。

また時間との兼ね合いもありますが、会場からの質問やウェブ参加の方たちからのチャット等での発言もご紹介させていただきます。

では一つ目のテーマですが、この3年間の現状についてそれぞれの現場からの報告ですが、まず医療の分野からよろしくお願いします。

もくじ

※本文中の図版は各シンポジスト作成のパワーポイントから引用

第1章

医療、保健所、介護、保育、障がいの現場で何が起きていたか

1．医療の現場から

これはまさしく災害だと痛感

社会医療法人同仁会耳原総合病院院長　河原林正敏

収益が大幅に減少

私の働く耳原総合病院は堺市にあります。386床の病床数で主に急性期医療を担っている病院です。急性期の受け入れと同時に回復期リハビリテーション病棟、緩和ケア病棟も有する病院です。堺市の人口は大阪府の人口の約1割、83万人。堺市全体で一つの2次医療圏となっているのが特徴です。当院の新型コロナ診療実績は、入院患者さん約800名、帰国者・接触者外来の受診者が約2200名で、こういう規模で受け入れてきました。

第1波以降、第7波まで振り返ってみます。2020年にコロナの初の患者さんが確認された直後の2月の時点で堺市医師会では新型コロナウイルス感染症対策プロジェクト会議を持ち対応してきました。同時期に病院の中にもCOVID－19感染症BCP対策会議を設置し、いま現在に至るまで定期的に会議を開催しながらコロナ対応を続けています。

当院での新型コロナ診療実績

入院患者数	約800人
帰国者・接触者外来受診数	約2200人

当初当院での入院はコロナ疑似症の患者さんだけに限定し、陽性が判明すれば陽性患者を受け入れる指定医療機関に転送するという方針とし、3月から疑似症の患者さんの入院受け入れを開始しました。

ちょうどこの時期は、4月から6月にかけて相当数の患者さんの受診が減った時期でしたので、経営的にはかなり収益が落ち込むようなことがありました。またこの時期は、マスクやガウンなどをはじめとした個人防護具の供給が極めて滞って手に入りにくい状況でしたので、もうそれこそゴミ袋なんかを使って手作りで作って使うというような対応をする場面もありました。

第2波からはコロナ陽性の患者さんの入院受け入れをするようになりました。そのために陰圧個室化の工事や簡易陰圧装置などの設置というような対応を国や大阪府からの補助で行うことができ、受け入れを進めてきたということになります。

第3波の頃はさらにコロナ受け入れの数を増やしつつ対応していたのですが、コロナ以外の一般入院の方の受け入れがなかなか大変な時期となりました。ちょうど冬場であったということもありますが、重症者がどうしても増えてくる時期で、コロナ患者受け入れと一般の重症者の受け入れを同時に行うことが極めて大変な状況になりました。

ストレスが高い中で対応

コロナの救急搬送の搬送困難事例が多く生じるようになったのもこの頃からすでに始まっていたと記憶しています。患者さんやスタッフからも感染者が発生して病棟の受け入れを止めなければいけ

当院の「災害モード」における通常診療の制限

「災害モード」において優先する医療機能	
● 新型コロナ対応	「接触者外来、検査・診療医療機関、外来診療病院」 入院受入れ(確保病床の範囲)
● 救急医療	・ 内科重症疾患 ・ 緊急手術対応(外科，循環器，消化器内科，整形外科，婦人科) ・ 小児科
● 透析医療	
● 産科医療	
● がん診療	手術，化学療法，緩和ケア医療

「災害モード」における医療制限	
● 受け入れを中止（延期）する医療	● 可能であれば受け入れ中止（延期）を求める医療
・ 大腸ファイバー前泊入院 ・ SAS（入院） ・ 糖尿病教育入院 ・ 良性疾患の手術入院（診療科は限定しない） ・ 1～2ヵ月待てる手術 ＊待つことができない症例については、診療科部長が受け入れ判断する	・ スマイルケア入院 ・ アブレーション ・ 各種検査入院 ＊症例ごとに優先順位を決める

第5波の時に
「災害モード」を設定

➡8月の1ヵ月間で
● 新入院数は予算目標の11%減少
● 全身麻酔手術件数は予算目標の14%減少

ない状況が始まった時期でもありました。そのためこの時期もやはり病院の収益はかなり落ち込みました。

続いて第4波は2021年の春ごろになりますが、アルファ株が主流となります。この時期の特徴としては重症化する患者さんが非常に多かったこと、それも急激に増えたということでした。新聞報道でもありましたが、府内で自宅療養中に亡くなった方が19人いたというデータでも出ています。そして4月中旬以降は患者さんの救急搬送依頼が多くなりました。

自宅療養になった患者さんがなかなか入院できない状況も生じてきました。この時期に一つの病棟を新型コロナ専用病棟として、受け入れの数も大幅に増やして対応しましたが、それも瞬く間に埋まってしまってオーバーフローし、新たな患者さんを受けるのが非常に大変な状況となりました。

第4波のとき（2021.3.1-6.20）

- ERでは、入院も転送もできない状況で、時に断らざるを得ないストレスの中で救急に対応…**CPAを受けられず断った時に涙したスタッフも**
- 病棟ではこれまで受けていなかった重症の新型コロナ感染者を突如として受け入れることに
- コロナ感染の規模や拡大スピードが想定を上回るものとなり、十分な構え（施設・設備、人的体制、ベッドコントロールなど）を整備できないままに突然受け入れを拡大せざるを得なくなった
- 現場の不安…「いつまでやるのか？」「どこまでやるのか？」
- **大きなストレスや疲弊で職場を離れるスタッフも**

…これはまさしく災害だと痛感

同時に、人工呼吸器管理が必要になる重症の方も急に増えました。そういう患者さんはそれまでは重症者を受け入れる病院に転送できていたのですが、この第４波のときにはもうそのまま当院で対応するという方針に変わりましたので、多くの重症者を治療することになりました。

その中には30歳代でＥＣＭＯが必要な極めて重症の方もいらっしゃって、重症受け入れ病院に転送するという、そういう経験もありました。この第４波のころですが、当院の救急外来（ＥＲ）では、もう入院できるベッドがなくて入院させられない、近隣の病院に転送しようにもどこも空きがない、そんな状況の中で時には救急要請を断らざるを得ない。そんな極めてストレスが高い中で対応していました。

そして一時は、全く受け入れることができなくてＣＰＡ（心肺機能停止）の患者さんさえも受けられずに断らなければならないような状況も発生して、その瞬間、救急外来で対応していたスタッフが悔しくて涙するというような場面もありました。

第４波から病棟は、それまで受けていなかった重症の方を受け入れなければならなくなりました。感染の規模や拡大のスピードが想定をはるかに上回るような状況になり、こ

の第4波のときは病院の中はまさしく災害だと感じました。

オミクロン株でクラスター発生

続く第5波のときですが、このときはアルファ株からデルタ株に置き換わり、若い方の感染者が多くなった時期です。若い方の入院患者さんの数が多い時期でしたので、できるだけ入院期間を短くして、どんどん入院させてどんどん対応して退院していただく、高回転の病床運用で何とか回したという時期です。

ちょうど中和抗体治療が導入されたのもこの時期ですので、早く入院させて中和抗体で治療して早く返すということで何とか対応していたのですが、それでもやはり病床の運用がままならなくなり、もう1病棟を専用病棟にして運用を始めようとしましたが、なかなかベッドを確保するというのが現場では非常に難しい課題でした。最終的にはその準備を進めたのですが、二つ目の病棟を専用化するということはできませんでした。そしてこの時期は在宅診療でコロナに対応するという経験もしました。

次に第6波のころはオミクロン株に置き換わりました。この時期は病院など様々な施設でクラスターが極めて多かった時期で、同時に救急搬送困難事例が大阪府全域で起こっていた、非常に多発していた時期です。府全体ではピーク時に1日に280件から300件ぐらいの搬送困難が発生していたという報告を聞いています。当院もかなり受け入れ病床をがんばって増やしつつ対応したのですが、ちょうどこの時期から院内でもいくつかの病棟で入院患者さんから予期しない陽性の方が出

新型コロナ感染第7波を振り返って

- 感染のまん延期には…
  - 複数の病棟で入院患者からの予期せぬ陽性者や職員の陽性者が多発 ➡ 一時的な入院制限が必要に
  - 一般の病床もひっ迫しERでの救急受け入れを制限することに
  - 施設や人的体制の点でキャパシティの限界に
  - 第7波では入院患者の**58.3%**が陽性のまま退院することに
  - 通常診療を制限しながらなんとか乗り切った

- 職員の感染が診療に大きく影響
  - 第7波では**職員の12.7%**が感染
  - ピーク時には濃厚接触を含め**職員の約5%**が勤務できなかった日も
  - 職員のストレスや疲弊も限界に…

たり、あるいは職員からも陽性者が出たりして、なかなか入院の受け入れがままならない、そんな状況になり受け入れをストップしなければいけませんでした。一時中止をして感染が落ち着けば再開するというような形での対応でした。

同時期に、この耳原病院のグループの中に老健施設があるのですが、そこでもクラスターが発生して病院から往診で検査に入ったり、中和抗体治療をしたり、あるいは感染対応、ゾーニングといったことで対応する経験もありました。

職員の1割が感染

第7波のときですが、感染者の年齢分布が今度は若い方から高齢の方に少し移行しましたので、やはり一定重症化される方も出ました。院内でも同じように予期しない陽性の患者さんが散発しましたので、病棟の受け入れを止めなければいけない時期もありました。院内的には「災害モード」という形で一般診療を制限するようなことをしながら、緊急性の少ない手術を延期するとか、検査入院なども延期するとか、そのような対応をしてなんとか入院病床を維持していました。

この感染が蔓延している時期はどうしても一時的な入院制限が必要になります。職員にも多くの感染者が出ましたし、半分以上の患者さんが隔離期間を終了しない状態で退院せざるを得ないという結果にもなりました。職員は1割以上が感染し、ピーク時には5パーセントぐらいの職員が出勤できない状況も生じています。

2. 保健所の現場から

救える命が救えなくなる

大阪府関係職員労働組合　保健師

府民の方に申し訳ない、辞めたい…

コロナの前から、保健所では時間外勤務が常態化しており、私たちはこのままでは、新型感染症や災害が起きたときに府民を助けることができない。公衆衛生として、自治体として機能しなくなる。だから人を増やしてほしい、人材を育成する時間を確保してほしいということをずっと訴え続けていました。

そんな状況の中でコロナ禍になってしまい、通常業務に加えてコロナへの対応がのしかかるということになりました。私は精神保健を担当していますが、コロナ禍には全員で対応していますので、通常業務をこなしながらコロナに対応するという日々になりました。

大阪府も国もコロナ対応を優先させるという方針でしたが、精神保健の相談は止めずに行かざるを得ない状況でしたので、どちらの対応も頑張っていましたが、自分たちの支援がコロナに飲み込まれ、明らかにいつもより丁寧にできていなかったことを自覚していました。

本当は訪問に行けばうまくいくかもしれない、ここで電話すべきだけど、とてもそんな余力がない、もう少し後で電話しよう、もうちょっと後で訪問しようと、少しずつ後回しにする自分が許せなくなりました。もうこれ以上はやれない、府民の方に申し訳ない、こんな自分では無理だ、やめてしまいたいと追い詰められるということを繰り返しています。

これは私だけではなく、多くの仲間が日々このことを話しています。多くの保健師が慢性的な疲労と精神的に追い詰められた状態で苦しんでいます。朝、重い体を無理やり起こして、今日も夜中まで帰れないんだなと思うと気が重く、人が足りないのに自分が倒れるわけにはいかないと言い聞かせ、責任感と気力だけで現在に至っています。

土日も出勤し、同じように夜中までやってもやっても終わらず、やっと自宅にたどり着いて、朝方に電話が鳴り、救急隊や府民の電話相談を受け、その後もすぐ眠れなくて、また出勤する日々が続きました。コロナ対応が始まって以来ずっと夜間の電話

本来、必要な支援ができない

- 本来、必要な支援がコロナに飲み込まれ、いつもより丁寧にできない。
- 府民の方にも申し訳ない、こんな自分では無理だ、やめてしまいたい、と追い詰められるということを繰り返す日々。
- 朝、重い体を無理やり起こし、自分が倒れるわけにはいかないと言い聞かせ、責任感と気力だけで現在に至っている。
- 土日も出勤、夜中までやってもやっても終わらず、自宅に帰っても夜中の2時3時に救急隊や府民の電話相談を受け、その後も眠れず、また出勤する日々が続く。

保健師の声「救える命が救えなくなる」

- 急変する人も後を絶たず、救急車を呼んで病院に直接連絡してベッド確保できるまで帰れない日々が続く。夜中にタクシーで帰って、明け方にコールセンターからの電話で起こされる。
- 子育て中の保健師も休日勤務。親が知らぬ間に学校へ行ってなかったり、子どもへの影響が深刻。
- 第5波のときは、日付けを超えて帰る日がほとんどでした。最も忙しいときでは夜中の2時半に退勤し、タクシーで3時に帰り、4時に寝て、また朝出勤する日々でした。このような生活が続き、自分が寝ているのか起きているのかも分からなくなり、常に寝不足とだるさ、吐き気などの体調不良がありました。

については、保健師が家に持ち帰った携帯で対応しています。

それは現在も続いています。先日、ある保健所では夜間に11件の電話を取ったということもありました。1件の所要時間は大体2時間ぐらいかかりますし、長いときは5時間かかることもあります。携帯を持たされた保健師は、帰り道に買いものをすることも、お風呂に入ることも、家族と一緒に布団で寝ることも諦めて全力を尽くしている状況です。

3割が100時間以上の時間外労働

保健師の声をここに紹介（前頁）していますが、保健所は平日の9時から5時45分までが業務時間ですが、この3年間は365日24時間体制の業務を余儀なくされています。そんな状況の中にいた保健師の声をここに紹介しています。

「連日深夜まで残業が続き、保健所の携帯を持ち帰らされて、自宅でもその対応しなければならないという状態でした。保健所には子育て中の保健所職員も多数います。残業や休日出勤が続く中、子どもと関わる時間がなくなって、知らない間に学校に行けなくなっていたというケースもありました」

「ある保健師は夜中の2時半に退勤し、タクシーで3時に帰り4時に寝て、また朝出勤する日々が続き、自分が寝ているのか起きてるのかわからなくなったと話していました。常に寝不足状態で吐き気や体調不良を訴える保健師も多くいました」

大阪府関係職員労働組合がコロナ第4波による感染が急激に増加した2021年5月、大阪府の

保健師アンケート(2021年5月)①

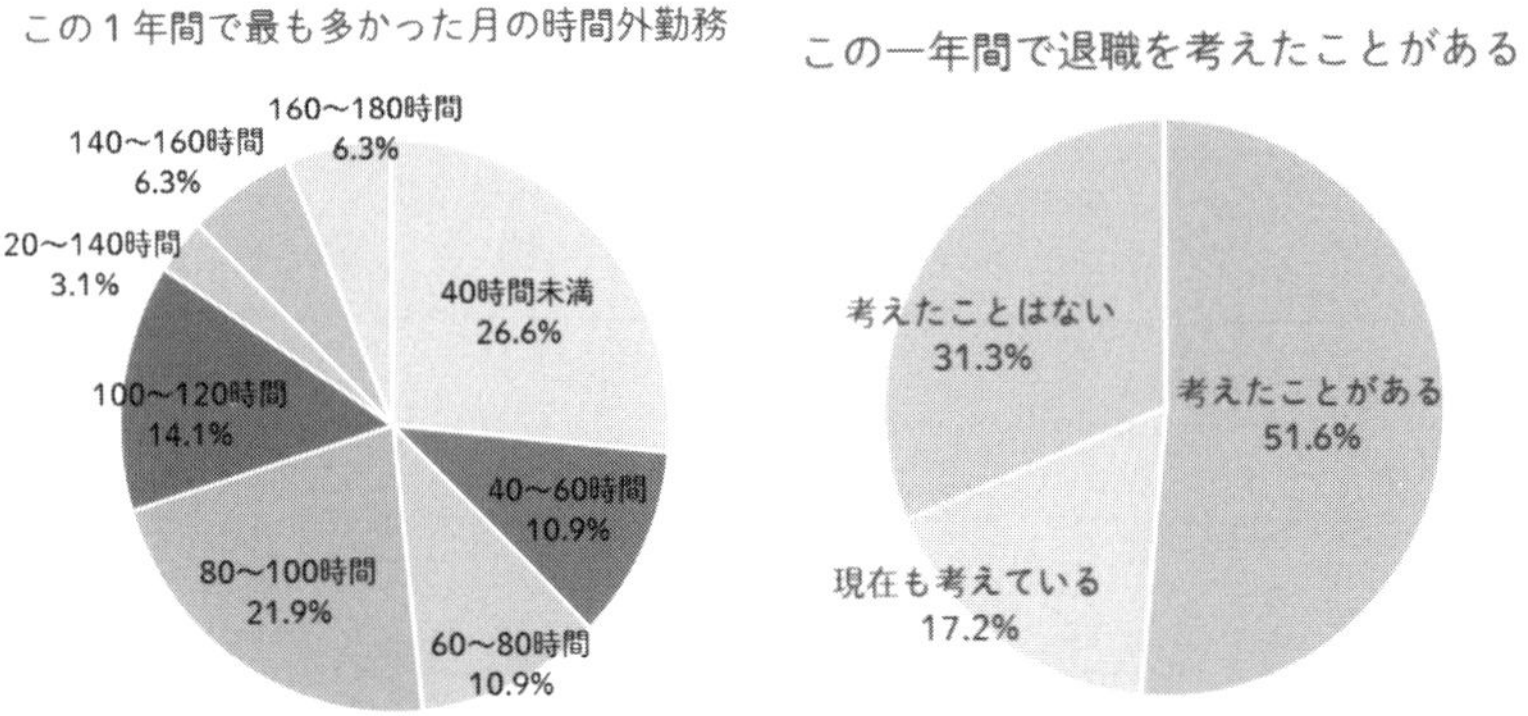

保健師アンケート(2021年5月)②

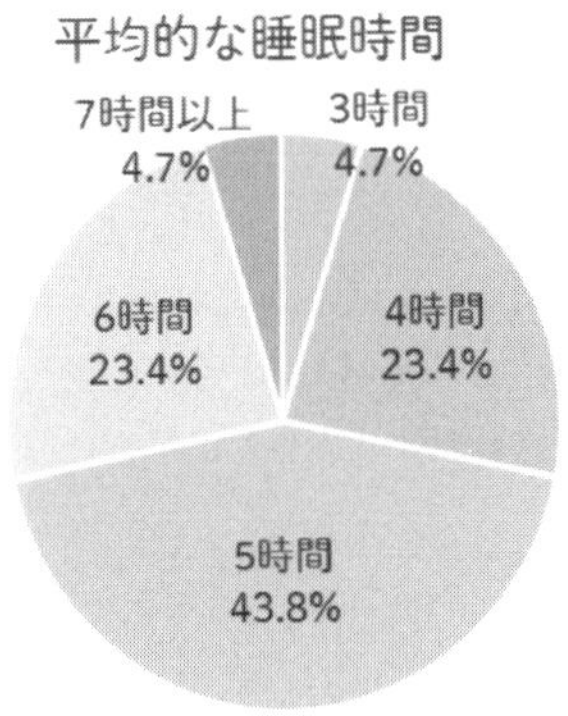

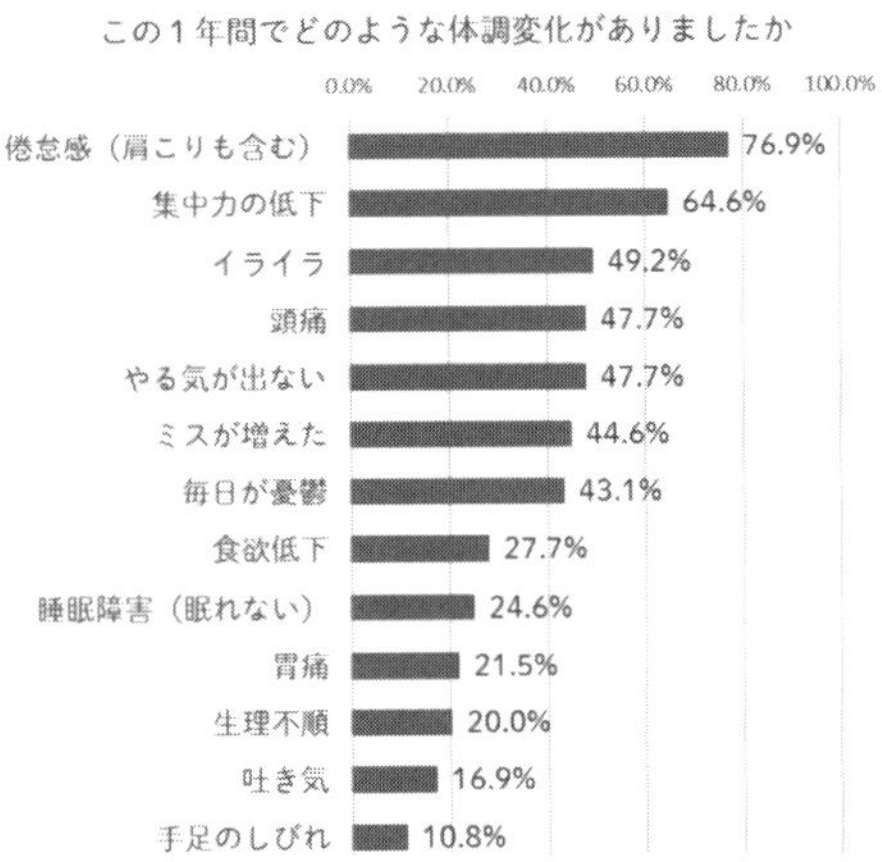

保健所で働く保健師を対象に緊急アンケートに取り組みました。65人の保健師から回答が寄せられました。回答者の約半数が月80時間以上の時間外勤務をしていて、そのうち約6割、全体の約3割が１００時間以上の時間外勤務をしています。

「退職を考えたことがある」と答えた保健師は半数を超え、「現在も考えている」が2割となっています。7割が退職を考えるほどの過酷な実態です。また仕事がある日の平均的な睡眠時間については約4割が5時間と答え、3割が4時間以下となっています。連日の残業や休日出勤により睡眠時間を削らざるを得ない状況が明らかです。長時間労働によって睡眠も十分にできず、連続した休暇が取れないため、十分に体を休めることもできない状態が長く続き、そのことによる体調への影響も大きく、多くの保健師が倦怠感や集中力低下、頭痛などの症状を訴えていました。

保健師の声
「救える命が救えなくなる」

●全国に先駆けて大阪府がトップダウンで作った入院フォローアップセンターですが、完全に機能不全を起こしています。患者さんとの対応や療養先の判断を全て保健所の責任にしつつ、入院や転院の要請がことごとく断られます。

●基礎疾患のある高齢の患者さんが自宅療養となり、毎日体調確認をしていますが、家族から「早く入院させて」と。入院フォローアップセンターに伝えるも決まらず、夜中に呼吸苦で救急搬送、入院となりましたが、数日後にお亡くなりになりました。亡くなる方が増え、やりきれない気持ちです。

毎日やりきれない気持ちを抱えて

体調の悪化により長期休暇を取らざるを得なくなった保健師も少なくありません。そして保健師たちの負担は体の問題だけではありませんでした。21年4月の第4波以降は入院先がなく、多くの保健師が体のしんどさに加えて精神的にもやりきれない思いを抱えながら仕事しなければなりませんでした。

入院フォローアップセンターに何度電話しても、入院や転院の要請はことごとく断られてしまい、基礎疾患のある高齢の患者さんが自宅療養となり、毎日体調確認をし、家族からは早く入院させてと言われ続け、最終的には呼吸苦で救急搬送の結果、入院となりましたが数日後にお亡くなりになるという事例もありました。

このように亡くなる方が増え続け、毎日やりきれない気持ちを抱えて仕事をしていました。以上が私たちの現場からの報告です。

3．介護の現場から

要介護者に必要な医療と支援が確保できない

ケアマネジャー・大阪社保協介護保険対策委員長　日下部雅喜

第7波の時は地獄の日々だった

私の本職はケアマネジャーです。週5日大阪市西成区でケアマネジャーをしています。現在担当している利用者は、要介護の方が39人、要支援の方は10人です。35人が標準なのですけども、ちょっと多めに担当しております。ケアマネジャーになってよかったと思うのは、人の生活を見つめて地域で生きていかれることを支えるという仕事で、毎日が発見と感動の連続だということです。

その仕事中で、2020年の春以降のコロナ危機の下、様々なことを体験しました。まず第1波の2020年4月の上旬、私の事業所に併設のデイケアでスタッフが感染するということが発生しました。当時は1人が感染しただけでも、デイケアが中止になり自宅待機となった利用者は一応濃厚接触者という扱いになりました。

その方たちのフォローにヘルパーが訪問できなければ一体誰が行くのかということで、ケアマネジャーが配食をすることになりました。しかし弁当を配っても自分で食べられないので、結局お茶を入れたり食器に移したり食事介助や服薬の支援を一部するという形になりました。

この事業所はその時から利用者の減少が続いており、2年経った現在も赤字は回復していません。運営が非常に困難でスタッフは心身に相当重大な影響を受けております。

第2波から第4波はもう感染拡大のたびにデイサービス等の休止があちこち相次ぎ、利用者や家族が感染をすれば訪問サービスの休止の繰り返しでした。医療逼迫によって救急搬送入院先が見つからずに状態が悪化する方も出ていましたが、幸いなことにこの時点までは私が担当する利用者はどなたも感染していません。

2020年春以降のコロナ危機下での経緯

○2020年4月　第1波　併設のデイケアでスタッフ感染
　デイケア休止、自宅待機となった利用者のフォロー
　※当該事業所は利用者減　2022年の現在も赤字状態回復せず、運営困難は　スタッフの心身にも重大な影響
○第2波～第4波　感染拡大のたびに①デイサービス等の休止、利用者家族の感染による訪問サービスの休止等の繰り返し②医療ひっ迫時は、救急搬送・入院先が見つからず病状悪化も
○2021年11月　第5波　同居の息子から虐待受けており、分離を検討している高齢女性。その息子がコロナ感染、本人は濃厚接触者に。10日間2人で自宅待機（幸い暴力なく翌年1月に転居）
○2022年2月～3月　第6波
・利用者3人感染　いずれも入院できず自宅療養。大阪市保健所からのファーストタッチはいずれも「自宅療養期間経過後」に初電話！保健所機能崩壊を実感
・利用者入院付添い陽性判明、濃厚接触者となり3月28日～4月2日自宅待機
　第6波までに　担当利用者6人感染　うち3人は独居
　入院4人　自宅療養2人

2021年11月の第5波のときに、同居の息子さんから虐待を受け暴力があったため分離を検討している高齢女性のその息子さんがコロナ感染しました。本人は外出できない、息子も出られないという、10日間2人きりで自宅待機という形になりました。幸い、その間の暴力は無く翌年1月には転居することができました。

そして2021年冬の第6波で、私の利用者さん3人が感染しました。いずれも入院できずに自宅療養。特にこのときは大阪市の保健所機能が最も低下したときで、ファーストタッチが大幅に遅れました。感染をして、自宅療養期間が終わった後に初めて電話が来るということで、極端な場合は療養期

間が終わってみなさんが集まってサービス担当者会議をやるのですが、その会議の最中に本人のスマホに連絡がきたということがありました。しかもＦＡＸの文字が潰れて本人の名前が読めずに間違って読み上げられるというような状態で、非常に不信感を持ち、保健所機能が崩壊していることを実感しました。

第7波　2022年7月～8月の事態

○現場に拡大する感染

　併設事業所でも　・デイサービス2ヵ所　スタッフ感染、利用者感染により一時休業

　・訪問看護1人除いて感染または濃厚接触（他部門、他事業所から応援で対応）

　・訪問介護サ責1人除き感染

○担当利用者　7人が感染（いずれも一人暮らしの要介護者）

○感染染した要介護高齢者の療養場所確保困難

自宅療養　3人、　宿泊療養　1人、　入院　2人、　短期入所　1人

さらに3月末には、体調が悪化した利用者の入院に付き添いをした後に病院でコロナ陽性が判明して、一緒にタクシーで行った私自身が濃厚接触者になり、しばらく自宅待機にもなりました。

第6波までに担当利用者6人が感染して、うち3人が独居の方でした。入院は4人で残り2人は自宅療養となりました。その後の第7波の時ですが、このときが一番しんどくて、まさに地獄の日々でした。

感染した要介護者は行き場がない

さて介護現場ですが、私の併設事業所でもデイサービス2カ所がスタッフ感染と利用者感染も起きて、1週間の休業になりました。訪問看護ステーションも看護師4人のうち1人を除いて、感染または家族が感染して濃厚接触になり、事実上訪問看護ができなくなるということで、他の事業者からの応援で対応しました。

訪問介護、ヘルパーですが、こちらの方もサービス提供責任者が1人を除いて全員感染という事態で、訪問が大幅に制約される時期もありました。私の担当利用者は7人が感染をし、いずれも一人暮らしの要介護高齢者でした。しかし感染した高齢者の療養場所の確保ができないということで、自宅療養が3人、宿泊療養が1人、入院が2人、ショートステイ利用中が1人ということになりました。当時保健所からのファーストタッチは来るようになりました。また自宅待機SOSというものも大阪府が開設しました。

自宅待機SOS　電話はつながるが役に立たず

○感染染した要介護高齢者の療養場所確保困難

・宿泊（ホテル）療養

⇒　事実上　要支援、要介護者の大半は利用不可（身辺自立、スマホが要件）

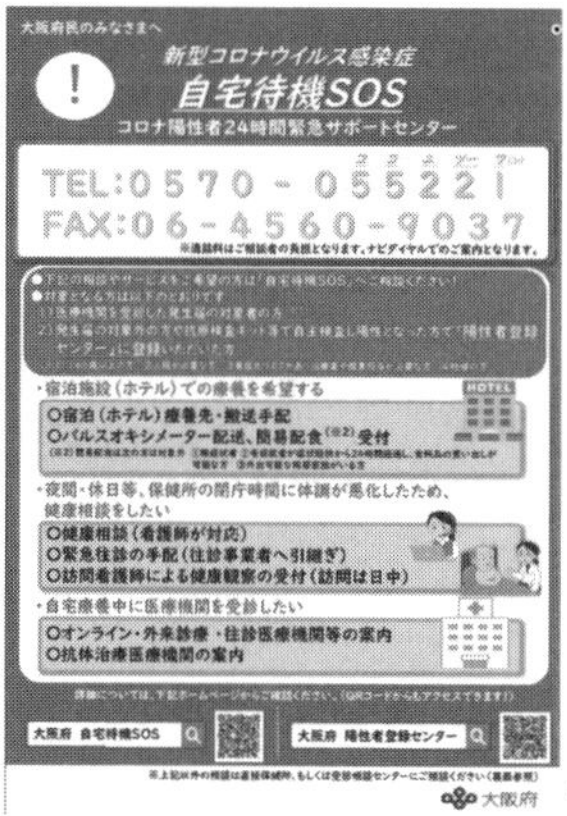

そして電話は確かに繋がりましたが、実際は役に立たなかった。感染した宿泊療養施設ができていても、事実上これは身辺自立をしている人が対象でした。スマホで自分の健康状態を報告できない人は対象外です。それでも食い下がると、「いやヘルパーを受けている方は宿泊療養施設に入ることができません」と言われました。なぜなら基本的に自立なので、バリアフリーになってないホテルもあり食事時間になると放送がされ、自分で取りに行って自分で片付けなければいけない。その時に転倒してもこれを介助できないと言われ、結局あきらめざるを得ませんでした。

そうこうするうちに大阪府が、要介護者用療養施設がで

要介護者用療養施設にも入れず

・要介護者用療養施設
（要介護3～5　コロナ
中等度1以下）

⇒歩き回る人は
入所できない。
寝たきりでない
と不可

実施場所：大阪市住之江区
定員：40名
対象患者：コロナ症状が軽症、中等症1程度の高齢者のうち、要介護3から要介護5程度の患者で、原則として自宅において介護サービスを受けることが困難な患者

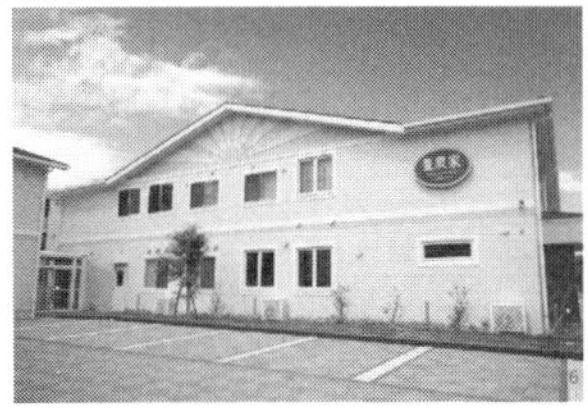

きたと鳴り物入りで発表しました。7月です。ところが対象は要介護3から5で、コロナは中等度1以下ということですから、私の利用者も対象でしたので電話をしますと結論は、「歩き回るような人は入所できない、寝たきりでないとできない」と言われまた、「ケアマネさんがいるから在宅療養できるでしょう」とも言われました。結局、介護度が重くてもダメ、軽くてもホテル利用ができない方はダメということで、それはつまり要介護者は行き場がない、一人暮らしでも自分で生活をせよと、こういう事態なのです。

警察官は離れて監視しているだけ

さらに救急車問題は深刻でした。この第7波では、救急車依頼件数が多すぎて、救急搬送を要請し1時間以上経過しても救急車が来ないという事態が何回かありました。また入院の制限もあり、陽性者は救急隊員が判断せずに、大阪市保健所に救急隊員が電話して、それで入院の判断がされるという形なりました。

その入院の基準も本人が38度以上発熱していてもSpO2（血中酸素飽和度）の値が下がらないと入院対象としないということでした。それが8月6日時点では94パーセントでダメで、93パーセン

トになって入院可となりました。このときも救急隊員が一応搬送の担架に乗せましたが、救急搬送するか決められないので待っていて、保健所に電話し「93パーセントに下がりましたけどどうしますか」って聞いたら、保健所から「酸素を1・5リットル投与してください」と言われたので投与すると電話が切れました。

その後ずっと返事がないから、救急隊員がシビレを切らして、電話を再度かけて「どうしたらいいですか、搬送したらいいですか」と聞いてやっと運びました。ところが、8月17日になると今度は、93パーセントはダメだと。救急隊員が聞くとどうも、3回測って平均91パーセント以下にならないと入院できないということになりました。

これについては私の診療所のドクターも怒っていました。「たった2週間やそこらで医学的基準が変わるのか」と言ってましたけど、この真相はよくわかりません。

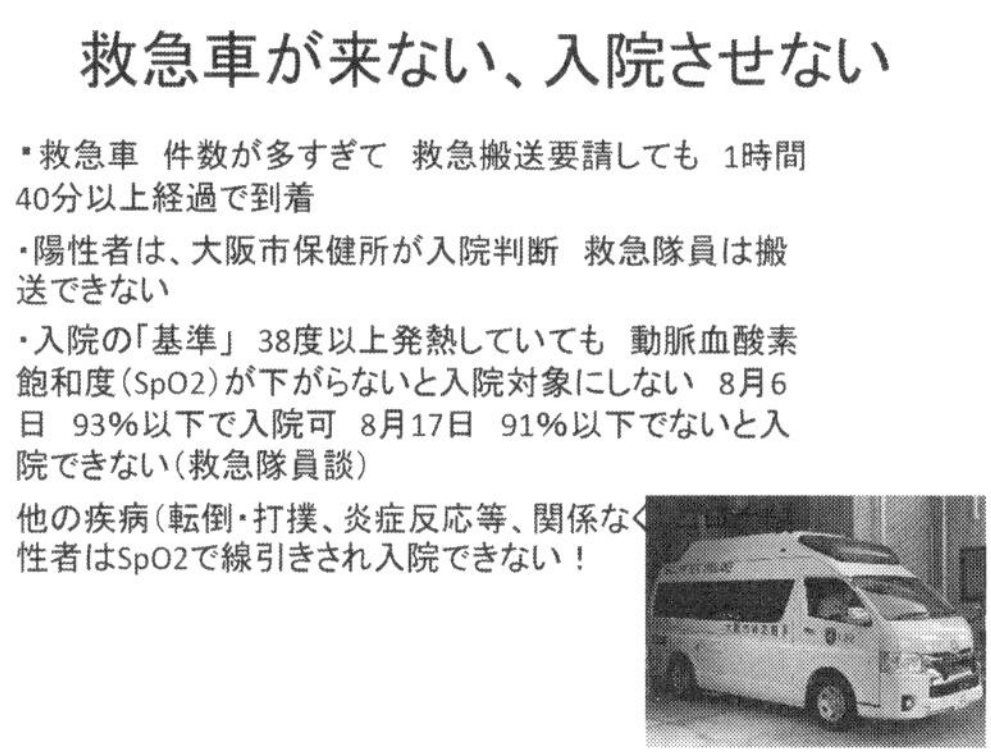
救急車が来ない、入院させない
・救急車　件数が多すぎて　救急搬送要請しても　1時間40分以上経過で到着
・陽性者は、大阪市保健所が入院判断　救急隊員は搬送できない
・入院の「基準」　38度以上発熱していても　動脈血酸素飽和度（SpO2）が下がらないと入院対象にしない　8月6日　93％以下で入院可　8月17日　91％以下でないと入院できない（救急隊員談）
他の疾病（転倒・打撲、炎症反応等、関係なく
性者はSpO2で線引きされ入院できない！

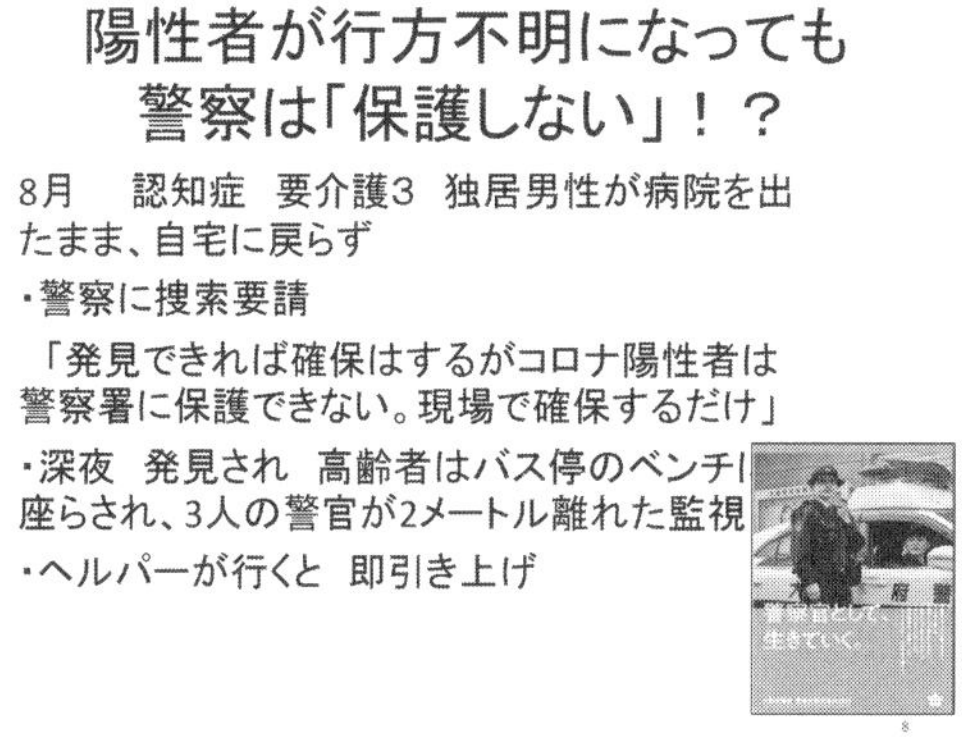
陽性者が行方不明になっても
警察は「保護しない」！？
8月　認知症　要介護3　独居男性が病院を出たまま、自宅に戻らず
・警察に捜索要請
「発見できれば確保はするがコロナ陽性者は警察署に保護できない。現場で確保するだけ」
・深夜　発見され　高齢者はバス停のベンチに
座らされ、3人の警官が2メートル離れた監視
・ヘルパーが行くと　即引き上げ

私たちケアマネジャーから

すると利用者はコロナで陽性になっただけではありません。転倒し打撲もします。炎症反応で重篤な疾病の可能性もあります。そういうことに関係なく、SpO2だけで線引きして入院できないということなると、さらに重症化して亡くなる方も出てきたんじゃないかと思っています。

あと陽性者に対する扱いです。認知症の利用者の方ですが、病院に通院して陽性と判定されて1人で病院を出たのでヘルパーが家で待っていても帰ってこない。夜中になっても帰ってこないということで、結局警察に電話し捜索要請をしたことがあります。警察は「発見できれば確保するけれども、コロナ陽性者は警察署では保護できない。現場で確保するだけです」という対応でした。実際、深夜に発見されたこの方は、便失禁もされ転倒して出血もされていました。その方をバス停のベンチに座らせて、3人の警官が2メートル離れた所で遠巻きにして監視しているだけでした。ヘルパーさんが迎えに行くと警官はホイホイと帰ってしまいました。

自宅療養の実態…

また感染した利用者の自宅療養についてです。3人の方の自宅療養を支援しました。Aさんは要介護3で独居の女性、ワクチンの接種歴なしの方です。39度の発熱で発熱外来に私がタクシーでお連れして、その後10日間の自宅療養になりましたが、支援はヘルパーの買い物代行だけ。健康管理も事実上ケアマネが管理して保健所に報告するという形でした。

また要介護3の独居男性Bさんはヘルパーから感染して発熱し、さらに転倒したので救急搬送されました。しかし入院できず自宅に帰ってきて、その後ヘルパーとケアマネが交代で支援をしてなん

感染した利用者の自宅療養支援

Aさん　要介護3　独居女性　ワクチン接種なし

⇒39度発熱、発熱外来にタクシーでお連れし陽性。その後10日間自宅療養。ヘルパーの買物代行のみ。ケアマネが健康管理

Bさん　要介護3　独居男性

⇒ヘルパーから感染、発熱、転倒し救急搬送されるが入院できず自宅療養。ヘルパーとケアマネが支援

Cさん　要介護1　90歳代　独居男性　認知症　デイサービスも休止

⇒全身倦怠感、往診で検査し陽性、ラゲブリオ処方。ヘルパーとケアマネが毎日訪問し食事を届け服薬を支援

	モルヌピラビル（ラゲブリオ）
開発	メルク（国内の販売元はMSD）
承認	2021年12月24日特例承認
作用機序	RNA依存性RNAポリメラーゼ阻害
使用時期	発症5日以内
用法用量	1回4カプセル1日2回 5日間
対象	18歳以上、重症化リスク因子を有する軽症～中等症
効果	入院あるいは死亡のリスクをプラセボより30％減少

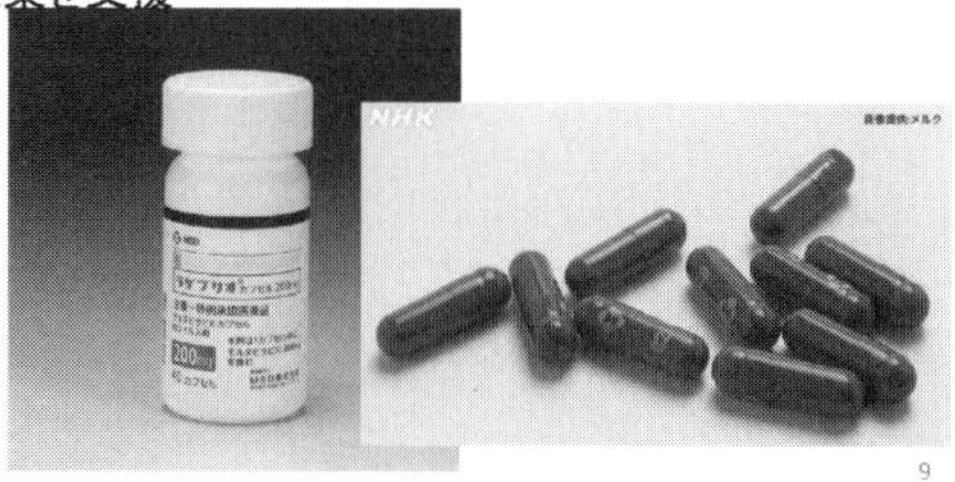

9

とか療養ができました。また要介護1の90歳代の独居男性Cさんは肺がんの手術をして、左下の肺を半分取っている方です。この方も入院できずに、ラゲブリオという薬を朝と夕方、1回に4錠飲まなければいけないのですが、自分では飲めないので、朝と夕方にヘルパーとケアマネが交代で行って食事を届けて服薬支援をしました。当然全身防護ガウンを着てやりましたけど、入院できない一人暮らしの要介護者の自宅療養は食事も服薬の支援も最後はもうケアマネに任せるという状態でした。

以上のように、やはりコロナに感染した要介護者に必要な医療と支援が確保できるかどうか、これが緊急課題であることを強調したいと思います。

4. 保育の現場から

大阪府は保育に関してほぼ何もしなかった

社会福祉法人どんぐり福祉会専務理事　乾みや子

学校の突然休校で一変した保育

今日は社会保障の分野で保育が仲間に入れていただけるというのはなかなか貴重なことだと思って参加しました。

まず私たちどんぐり福祉会のコロナ対応が初期にはどうだったかということです。やはり保育所にとっても学校が突然休校になったというのが非常に大きな要因になりました。どんぐり福祉会の保育園は八尾市と東大阪市にありますが、隣の市でありながら対応が相当違っていました。八尾市は私立保育園も原則休園になりました。東大阪市は登園自粛協力要請ですから、八尾市にある私どもの久宝寺保育園はしばらくの間、子どもたちが20パーセントぐらいしか登園しないという時期がありました。東大阪の場合は自粛要請ですので、6割~7割の子どもたちが通い続けました。

どんぐり福祉会では保育は止めないという方向で法人としていろいろな方針、方策を立てました。職員に向けては自分自身の感染に気をつけるようになど、いろいろな注意も含めて全力を挙げてみなさん方を守る、仕事を守るということで声明文も出しました。それから対応マニュアルですが、こ

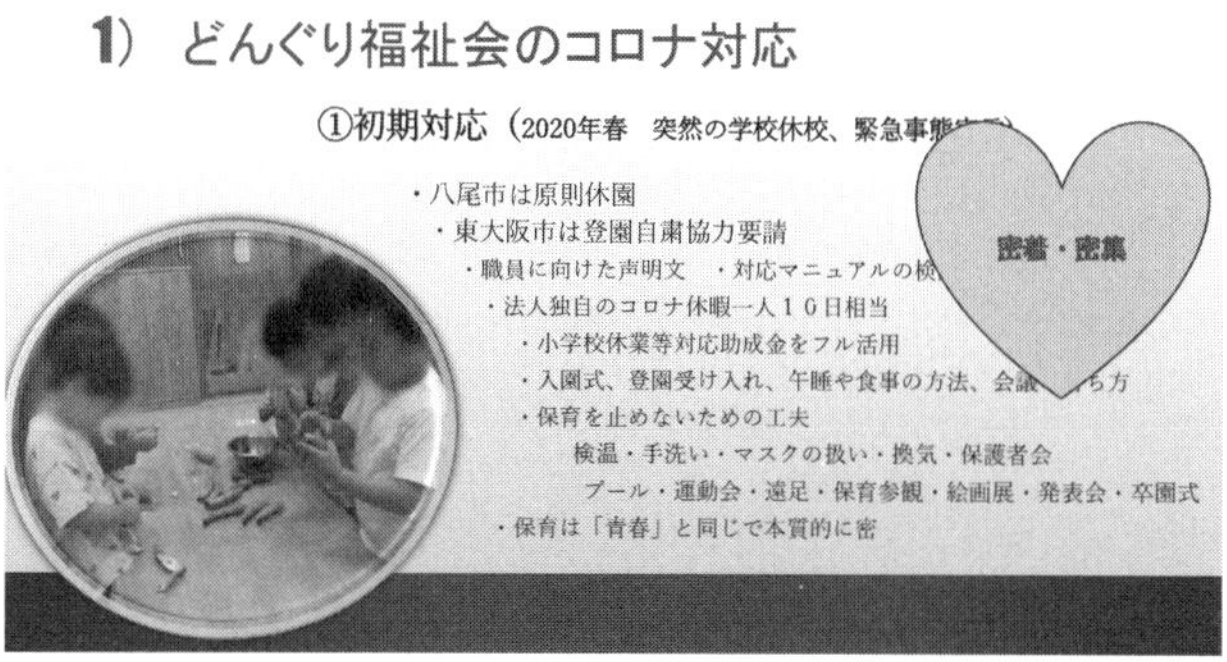
1）どんぐり福祉会のコロナ対応
①初期対応（2020年春　突然の学校休校、緊急事態
密着・密集
・八尾市は原則休園
・東大阪市は登園自粛協力要請
・職員に向けた声明文　・対応マニュアルの検
・法人独自のコロナ休暇一人１０日相当
・小学校休業等対応助成金をフル活用
・入園式、登園受け入れ、午睡や食事の方法、会議
・保育を止めないための工夫
検温・手洗い・マスクの扱い・換気・保護者会
プール・運動会・遠足・保育参観・絵画展・発表会・卒園式
・保育は「青春」と同じで本質的に密

れは保護者にどこまで情報共有するのかという非常にデリケートな問題でした。第1波、第2波のときはまだ保護者に陽性が出たけれども、子どもたちは大丈夫という場合が多かったのですが、それをどのように共有するかというのは、線引きが大変難しくて、いろんな保護者の意見も出てきました。医療関係の保護者の方からはもっと詳しい情報提供がないと自主的に休ませた方がいいのかどうかの判断ができないというお叱りも受けながら、そのたびごとにマニュアルを検討し直してきました。

職員に対しては独自のコロナ休暇、特別休暇を10日間有給で与えるということをしました。小学校の休業等対応助成金、これは後半から出てきたと思いますが、これをフル活用しまして、小学校や幼稚園休園で休む場合も給与の9割ぐらいですけれども、支給できるようにいたしました。

保育園行事では2020年の卒園式をどうするかということが問題になりました。結局卒園式は何とか参加者をしぼり、換気をしながらということで行ったのですが、入園式や入園説明会等の園の受け入れ体制について、（以下略）

午睡や食事の方法、年度が始まっての保育など、保育所は生活の場ですので、全てのやり方を検討しなくちゃいけないのです。検温をどこでするのか、手洗いをどうするのかなど。またマスクについては、子どもたちにはマスクはさせないという方針をとりましたが、換気をどこでするか、保護者会はどうするか、さらにプールをどうするかなどもありました。プールについては、公立保育所はどこも水遊びに転換していましたが、うちの法人内は全てプール遊びも継続しました。

運動会も参加者を限定して2部制にして行いました。遠足もいつもよりも大きなバスで行きました。保育参観も絵画展もそのような全てのことを全部検討して行いました。

子どもは「密」の中で育つもの

「青春は密なんです」と高校野球の優勝校の監督がおっしゃってましたけれども、本当に青春と同じで、本質的に保育も密です。子どもたちはやっぱり密着して密集して育っていきます。私たちは密着して愛着を形成しているのです。

そういう現場で密着してはいけない、密集してはいけない。密閉だけはしないようにすることはできましたけれども、やはりその保障をどうするかというのが私たちの悩みでした。

法人内の感染状況を一覧表にしていますが、2020年度の第1波、第2波、第3波につきましては子どもたちの感染はゼロでした。どんぐり保育園では職員が1人、つるばみ保育園で同じく2人で、このうちの1人が男性の若い職員なんですけれども、軽症でホテル療養になりました。ところがその後遺症がひどいのです。2021年の7月ぐらいから後遺症が出始め出勤できなくなりました。その時、後遺症外来は大阪府下で2カ所しかありませんので、そこを探して私が車で送って行き、コロナ後遺症だという診断もいただき、傷病手当金を受給し3カ月ほど休んで出勤して来ま

②実際の感染状況

2020年度	どんぐり（70）							つるばみ（52）							おうち（19）				久宝寺（188）						
	0歳	1歳	2歳	3歳	4歳	5歳	計	0歳	1歳	2歳	3歳	4歳	5歳	計	0歳	1歳	2歳	計	0歳	1歳	2歳	3歳	4歳	5歳	計
感染																									
調査休																									
休園																			←　緊急事態宣言中は原則休園　→						
クラス閉鎖	←　緊急事態宣言中は協力要請　→																								
職員感染							1人							2人											

軽症、後遺症重症

2021年度	どんぐり（72）							つるばみ（62）							おうち（19）				久宝寺（190）						
	0歳	1歳	2歳	3歳	4歳	5歳	計	0歳	1歳	2歳	3歳	4歳	5歳	計	0歳	1歳	2歳	計	0歳	1歳	2歳	3歳	4歳	5歳	計
感染		1		2	1	4	8人		1	1		1	1	4人					2	2	5	3	11	10	33人
調査休												1日									1日				13日
休園																									
クラス閉鎖			5日	5日	5日	5日						3日													
職員感染	—	—	—	—	—	—	3人	—	—	—	—	—	—	3人	—	—	—	1人	—	—	—	—	—	—	12人

重症化、入院、後遺症

2022前半	どんぐり（75）							つるばみ（65）							おうち（19）				久宝寺（190）						
	0歳	1歳	2歳	3歳	4歳	5歳	計	0歳	1歳	2歳	3歳	4歳	5歳	計	0歳	1歳	2歳	計	0歳	1歳	2歳	3歳	4歳	5歳	計
感染		2				1	3人	3	1	4	5	8	3	24人		2	1	3人	3	6	10	5	14	8	46人
調査休																									
休園														2日											
クラス閉鎖											4日	3日													
職員感染	—	—	—	—	—	—	3人	—	—	—	—	—	—	9人	—	—	—	4人	—	—	—	—	—	—	15人

した。リハビリ勤務になるのですが、お医者さんはそのリハビリをさせたらダメだとおっしゃるんです。無理したり、体を使うことがとてもダメなんだと。本人も力が抜けるらしくて、何かを考えようとしても考えられない、もう本当にぼんやりするという症状が続きまして、やっと今年の5月ぐらいから何とか現場に8時間労働で復帰できるようになっています。しかしまだ元気じゃない、それぐらい恐ろしいものだと思います。

２０２１年になると、少しずつ子どもたちにも陽性が出ました。この年には多くの保育園や認定こども園が休園10日間、あるいは2週間とか休園されましたが、うちの保育園はどこも休園はしませんでした。疫学調査のためにということはあったのですが、園全体が何日間も休むということはありませんでした。

そして「どんぐりのおうち」という小規模の保育園で50代の女性のパートさんが重症化しました。入院ができて１週間後に退院したのですが、後遺症がすごくひどくて、認知症のような症状になりました。電車に乗って職場に通ってくることもできないという状態になり、喉の奥のところで上咽頭擦過療法を受けやっと認知症的な症状が治まってきた状態で、まだ完全復帰ができていません。

そして第６波、第７波の２０２２年、ここにきて子どもたちに感染が広がっていきました。潜伏期間が長いのか、ＰＣＲ検査では陰性だったので登園してきた子どもが、2日、3日たって発熱がひどくて受診すると陽性だったということが多くありました。子どもたちは陰性なので保育園に来てますから、やがてそのクラスに今度は1週間後ぐらいに1人の陽性者が出はじめ、やがて2人、3人の発熱する子が出ます。でもＰＣＲ検査が陰性というケースが非常に多かったのです。でもそのクラスは合計すると8人ほどになりました。

一度に発生したクラスターではなかったので、クラス休を3日ほどしただけで、園としては休園をしなくて済んだという、そんな乗り切り方であったわけです。また法人内では一番大規模な１９０人の保育園で46人ほどの陽性者が出ました。

大阪府は保育に関してはほぼ何もしませんでした。市町村任せですので、自治体間格差が非常に大きかったのです。また現場ですごく困っているのが、実はマスクをしながらでは子どもたちに、喜怒哀楽の表現や言語の獲得や咀嚼や嚥下などの食事介助ができないということです。透明マスクも試しましたが、保育士は一日中走り回っていてすぐ

③現場が直面したこと

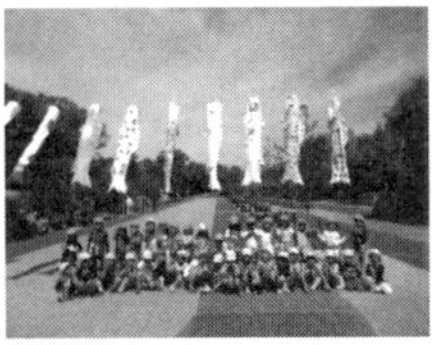

・大阪府は保育に関してほぼ何もしなかった

市町村まかせのため自治体格間差が大きい

休園基準、職員ワクチン接種、検査キット配布、

保健所連絡体制、保育士慰労金、代替保育・・・

・乳幼児期に必要な親密な関係と豊かな表情の保障をどうするか。

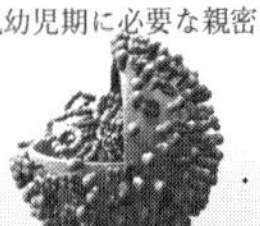

喜怒哀楽の表現、言語の獲得、咀嚼・嚥下などの食事介助

（透明マスクは試したが、すぐ曇る、蒸れるなどでボツ）

・２０２０年度から３年続くマスク生活は、今の２歳児、１歳児の

言語性や社会性に影響を及ぼしているかもしれない。

曇って蒸れるので使えません。２０２０年度から3年続くマスク生活ですので、今の2歳児、1歳児の言語性、社会性に非常に影響を及ぼしているかもしれないと思います。今後の検証が必要です。

これは市町村の対応がどんなにバラバラだったかという表（次頁）です。優れたところは保育士の慰労金などもいろいろ出してくれていますしPCR検査とかワクチンを優先するとかやってくれたんですが、大阪市のように全くやってない所はやっていないというように格差ができています。

保育は社会インフラ

最後に私たちがコロナに思い出させてもらった三つの重要なことがあります。まずそれは、保育が社会インフラであるということです。みなさんはもちろんご承知だと思いますが、保育所が止まると経済が回らないということです。運輸や通信や交通と並ぶ重要な経済インフラでもあったのです。

次に、保育所には子どもたちが休んでも公的な制度として在籍数に応じて一定の公定価格が支払われるので、その事業の存続は危機に陥らなかったということです。後で障がい福祉の現場からの報告がありますけど、その障がい分野のように事業の日数や人数に応じた出来高払いではない制度であることが重要だということです。そして三番目にその公的制度を支える公的基準があまりにも貧困なんだということ、この三つを改めて学ばされたわけです。

保育の市町村の対応表

	市名	ワクチン／検査体制	慰労金	休園数	代替保育について
1	大阪市				
2	A	優先接種6月から行う。(在勤)	なし	7月4園。8月15園。9月18園	休園した園が安全に再開できるようにしている。
3	B	優先接種あり。(在勤)	なし	合計で8園全園休園か一部休園かの判断を保健所で	どこかで代替え保育ができるかという状況ではない。同時に複数園休園になると難しい
4	C	優先接種あり。(在勤)陽性者が出た場合、独自にPCR検査あり。できるだけ早く開所するため。私立は経費補助。	なし	7月2園。8月13園。9月12園	待機児童室で一時預かりを想定しているが、今のところ家庭保育をしてもらう。
5	D	優先はない。	なし	7月2園。8月11園。9月7園	実施していない。検討してない。
6	E	ワクチンは余剰が出た際に各施設に連絡する。保育士はほぼ接種完了	なし	4園が休園	代替え保育より普段の保育の提供を止めないようにしている。PCR検査とセットで代替え保育はしないといけないのでその補助金がなければできない。
7	F	保育従事者に優先ワクチン実施。市内大学において。	なし	7月0園。8月5園。9月3園	家庭保育をお願いしている。
8	G	市内教育・保育施設に勤務する者へのワクチン優先接種 を実施しました。		保育所3施設、認定こども園7施設、小規模保育事業所2施設、幼稚園3施設※同一施設含む。延べ休園回数　短いと1日長いと8日(クラスター認定)	家庭での保育協力 をお願いしております。
9	H		R2年度　保育士3万円・幼稚園15000円・その他1万円	7月11園。8月22園。9月8園	特に対応できていない。
10	I	優先接種 市費によるPCR検査の実施。ワンコインPCR検査	昨年5万円	7月1園。8月4園。9月3園	早期の保育再開を考えている。
11	J	在住者を対象に優先接種	7月に応援給付金を支給	7月1園。8月6園。9月4園	市単独では難しい。
12	K	近畿大学で職員接種を実施。接種者約900人。		7月2園。8月24園。9月28園	代替保育の提供は難しい。
13	L	全保育園の職員8月には公立が終了。民間は9月より	特になし	非公開にしています。最大2週間	園を休園にせず対応。

	市名	ワクチン／検査体制	慰労金	休園数	代替保育について
14	M	ロスワクチンを市在住の保育士より他市の保育士にも回るように順次していたが、在住地の市でも打てるようになった。		1部休園を含め2か所	家庭保育の協力、できるだけ早く再開。保育の継続を重視。
15	N	ワクチンの接種については、令和3年6月～7月に希望される公私立保育園職員・公私立幼稚園職員に対して接種を受けられるように対応しました。		園全体の休園は1施設2回と1施設1回です。基本の休園に日数は3日間、長くて1週間。最短1日でした。	両親とも医療従事者等のどうしても勤務が必要な方のための、緊急的な保育ルームとして、休園中の幼稚園を活用して、受け入れる態勢は整えていますが、現在の所、実施するまでには至っていません
16	O	在住者からの優先 在勤もほぼ終了		休園はなし。	家庭保育の協力　個別対応し代替え保育体制をとる。R2年に一度。今年度は申し込みなし。
17	P	7月末までに市の職員優先で終了している。	昨年に保育所職員に2.5千円分のプレミアチケットを渡す。	なし	公立施設で見るようにしている。
18	Q	優先接種	2万円のクオカード	7月6園・8月12園・9月4園	やむを得ず休園する場合においても、できるだけ日数や対象(クラス等)を限定していただくよう依頼するとともに、医療従事者等でどうしても保育を必要とする家庭には、預かり保育をお願いしています。
19	R	市の集団接種、優先接種で、公民対応してすでに終了	なし	民間で3園部分休園も含む(最長で10日)公立の休園はなし。クラス別の休園は有。	感染者のリスクがあることから、代替保育はできていない。公立の園長会でも検討したが難しい。
20	S	ワクチンは優先接種。8月11日までに662名が終了	なし	7月民間1か所 8月民間1か所 9月私立幼1か所 民間認定1か所 公立認定1か所(2回) クラスター認定最長5日	2次感染につながるので代替え保育をする方向にはなかなかならない。
21	T	在勤者に優先接種6月に終了している。	昨年全員に消毒液などを携帯できるようポーチを配布	7.8月はなし 9月1か所5日間	代替え保育は設けていない。色々と考えたがなかなか現実味がなく、最終的に不安が大きいことで断念。

（大阪保育運動連絡会21年度自治体キャラバン資料より抜粋）

5．障がいの現場から

生活支援の事業が「コロナ病棟」へ

社会福祉法人コスモス常務理事　皿海みつる

壮絶な災害級の事態

ただいま各分野のみなさんから報告がありましたように、共通して大阪では災害級の出来事を体験してきたと感じています。加えて障がい分野で起きた出来事についてぜひみなさんにも知っていただきたいことがあります。先ほど介護の分野では動き回る高齢者は支援ができないとか、また子どもに対してのマスクをして支援することの困難さなどが訴えられていました。障がい分野ではそれらが全て重なり、少なくない利用者が基礎疾患など重大な医療的対応を求められる状態の中でコロナ禍を迎えました。表現するとすれば「壮絶な災害級」という事態だと感じているところです。

コスモスでは約570名の方の日中生活の支援を行っています。作業所で働きながら豊かな生活を営むために3分の1の方は生活の場も含めて、地域の中での暮らしを支えるという事業を行っております。

ご家族とともに暮らす方にも、いざ何かあったときはショートステイという短期入所事業を使って生活の継続を保障しています。こうした中で緊急事態宣言後もたびたび陽性者の報告があって事業を閉じる、一部停止にするということを繰り返しながら、何とか凌いできましたが、この2022年1月以降に関して、およそ私たちが想像し得ない状態に陥りました。

病状が深刻でも搬送が断られる。入院先が見つからないのではなくて断られるということでした。SpO2（血中酸素飽和度）87パーセントであっても救急車が帰っていくということが発生しました。

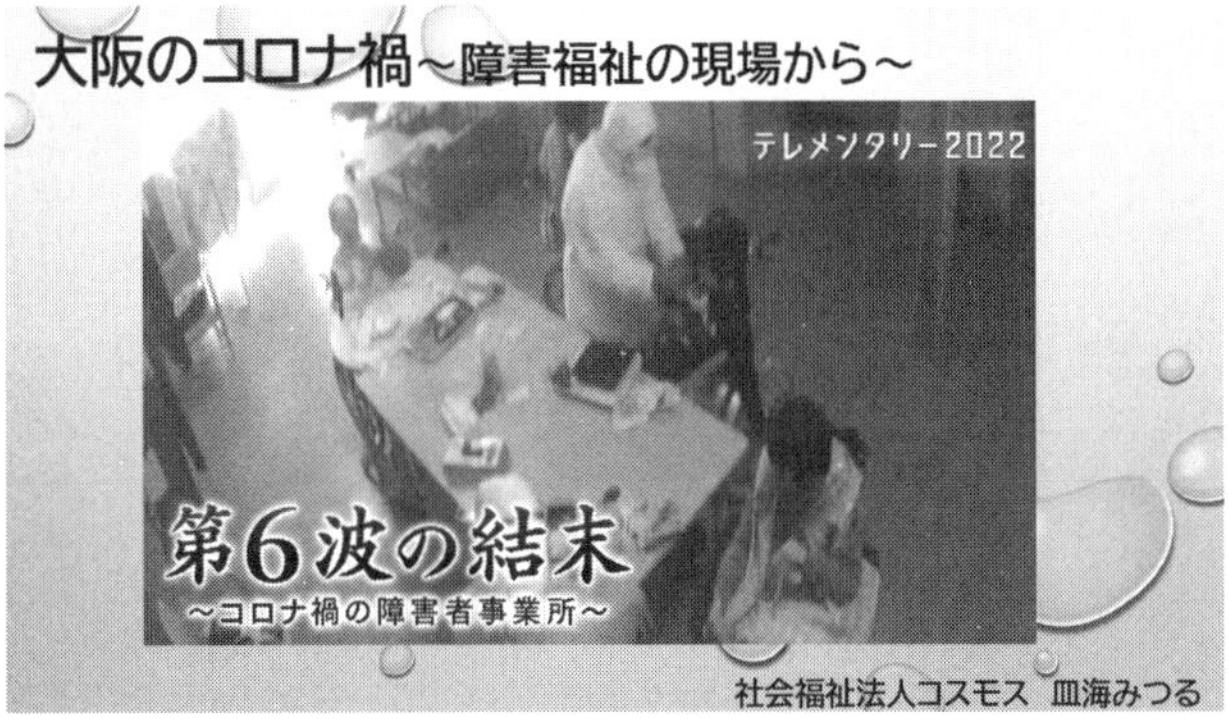
大阪のコロナ禍～障害福祉の現場から～
テレメンタリー2022
第6波の結末
～コロナ禍の障害者事業所～
社会福祉法人コスモス　皿海みつる

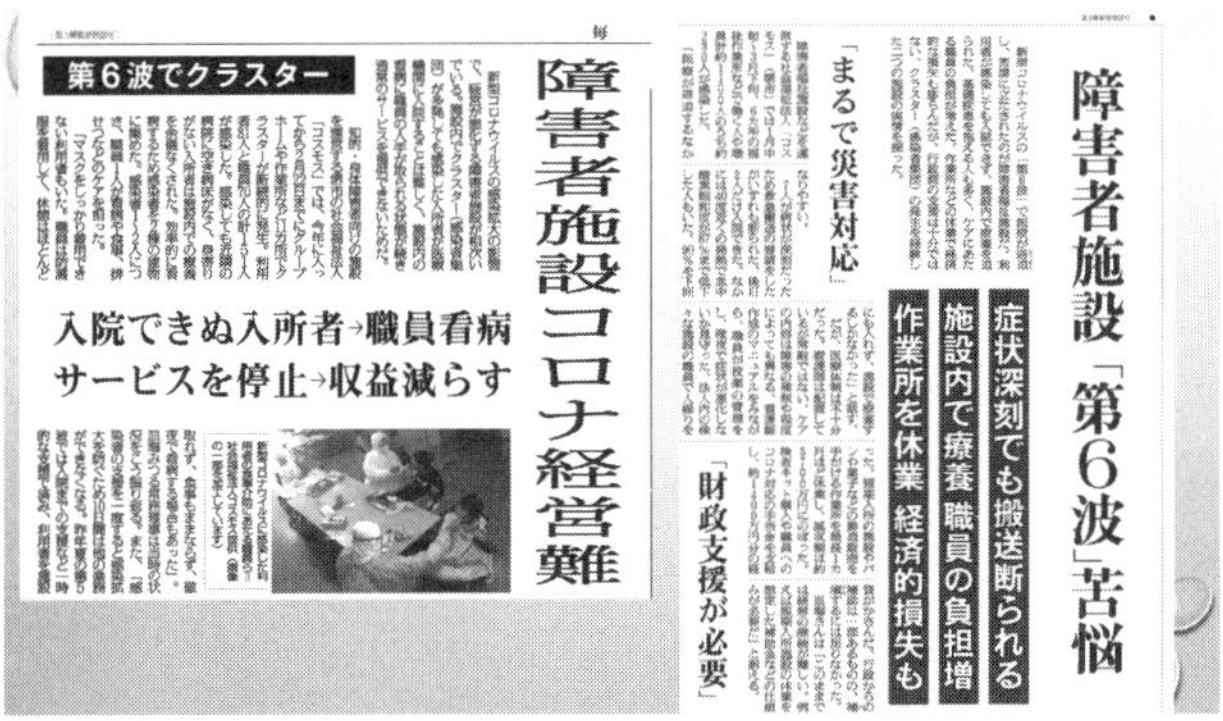

出典：「毎日新聞」2022年4月2日朝刊（左）、「朝日新聞」2022年3月24日朝刊（右）

また40度前後の発熱が数日続いて水分を摂ることができないという利用者でも、救急搬送の方がこられても行く先がないということで断られることも起こりました。その結果、医療に掛かることができないという利用者が法人の中で何人も生じ、それに対して福祉現場の職員が24時間体制で10日から2週間にわたる支援をしなければならないという状況が生まれました。

職員が看護服や防護服を着て看病に

そのため日中の作業所は停止し

て、通常行う事業を約1カ月止め収入が入らないという出来事になりました。コロナでの経営難という表現をしていますが、これは医療が崩壊したことで私たちの事業が崩壊させられたということです。日常の事業を止めて病院の代わりになって、職員が防護服を着て看病に当たるというような期間が1カ月以上にわたったのです。

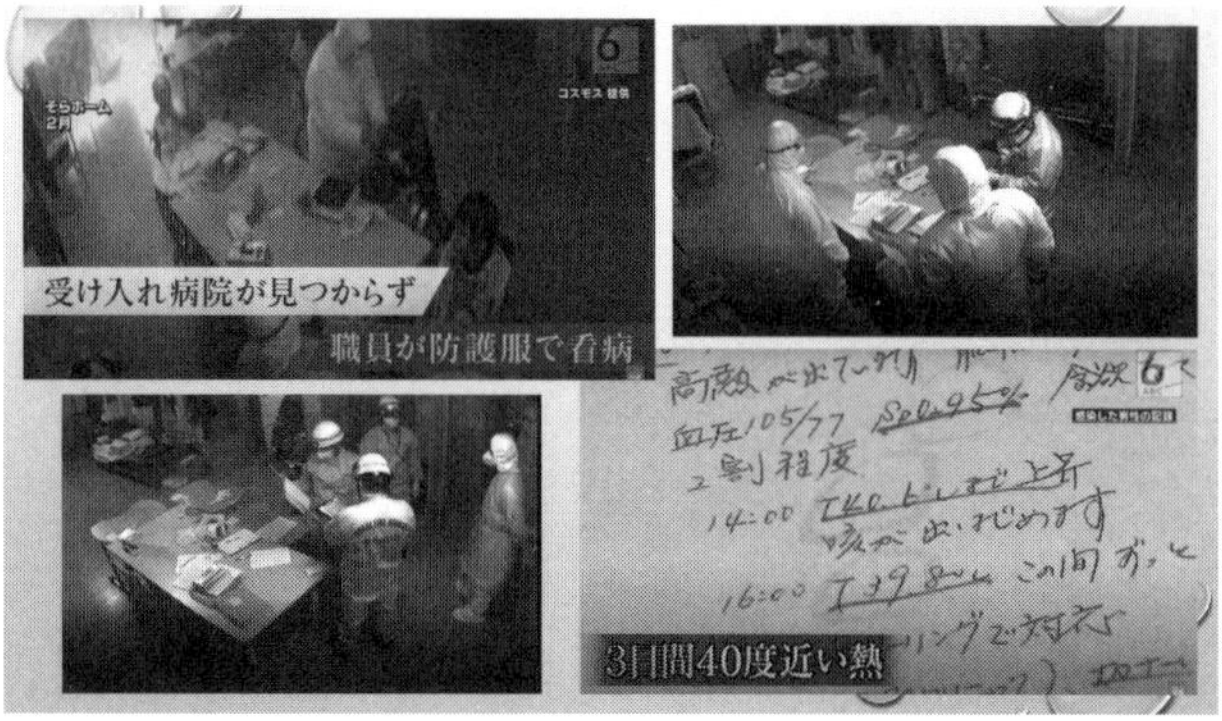
受け入れ病院が見つからず
職員が防護服で看病
3日間40度近い熱

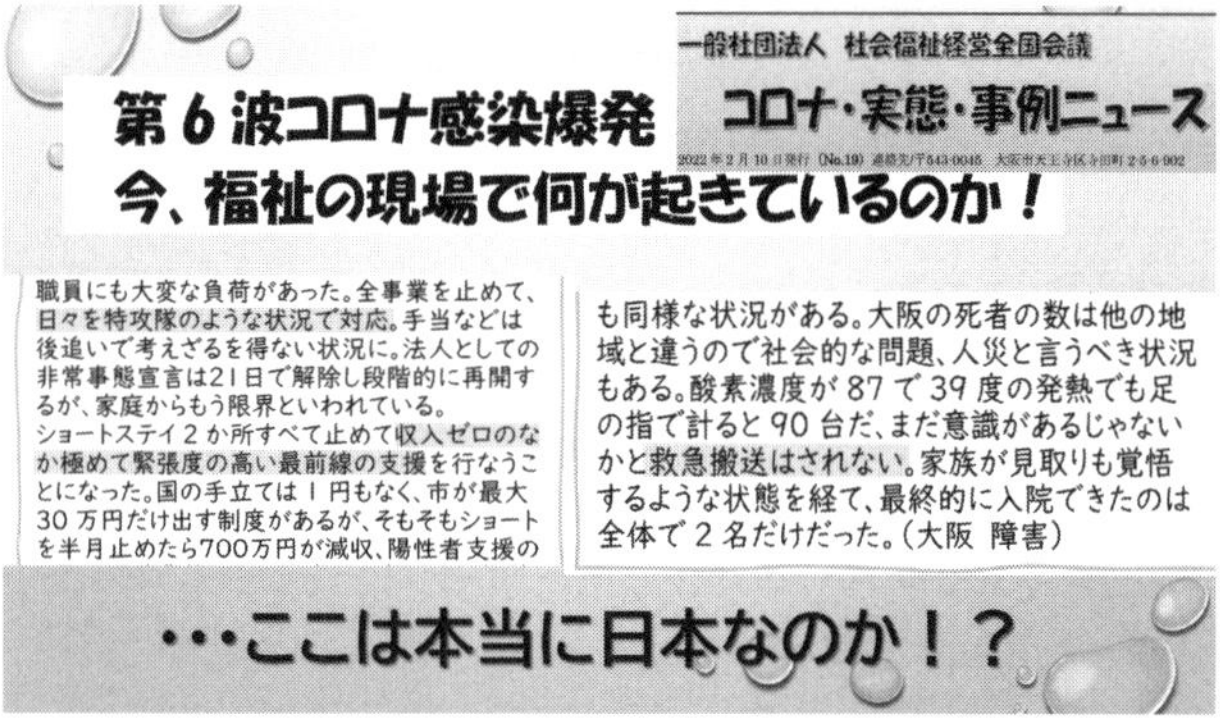

一般社団法人 社会福祉経営全国会議
コロナ・実態・事例ニュース

第6波コロナ感染爆発
今、福祉の現場で何が起きているのか！

職員にも大変な負荷があった。全事業を止めて、日々を特攻隊のような状況で対応。手当などは後追いで考えざるを得ない状況に。法人としての非常事態宣言は21日で解除し段階的に再開するが、家庭からもう限界といわれている。ショートステイ2か所すべて止めて収入ゼロのなか極めて緊張度の高い最前線の支援を行なうことになった。国の手立ては1円もなく、市が最大30万円だけ出す制度があるが、そもそもショートを半月止めたら700万円が減収、陽性者支援のも同様な状況がある。大阪の死者の数は他の地域と違うので社会的な問題、人災と言うべき状況もある。酸素濃度が87で39度の発熱でも足の指で計ると90台だ、まだ意識があるじゃないかと救急搬送はされない。家族が見取りも覚悟するような状態を経て、最終的に入院できたのは全体で2名だけだった。（大阪 障害）

…ここは本当に日本なのか！？

関係団体のニュース（上図）が端的に表現していますが、陽性が発覚したときに付き添っていた職員が、その日から10日間、特攻隊のような状態で対応に従事する、その人に付きっ切りで、自宅にも帰らずに支援を24時間単位1日おきに交代で行うというようなことも起きました。しかし場所はありませんので、ショートステイ事業を止めて支援を行いました。

医療が機能せず、事業を停止し、収入が途絶えるなかで、最も緊張度の高い支援を福祉の現場で行ってき

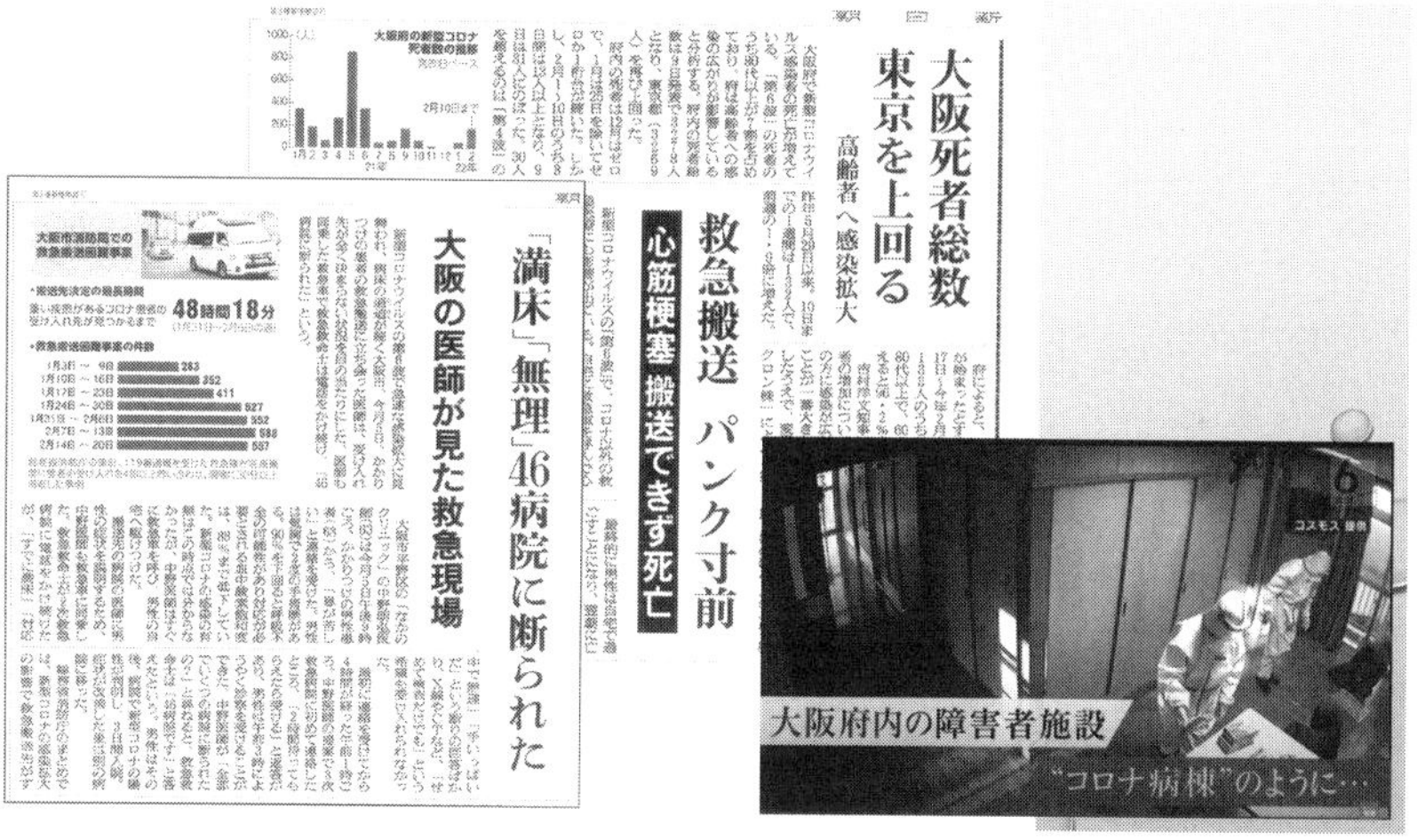
大阪死者総数
東京を上回る
高齢者へ感染拡大
救急搬送 パンク寸前
心筋梗塞 搬送できず死亡
「満床」「無理」46病院に断られた
大阪の医師が見た救急現場
大阪府内の障害者施設
“コロナ病棟”のように…

大阪の深刻な医療崩壊を報じる各種メディア

ました。これに関わったある管理者職員は「本当にここは日本なのか」という思いを持ったと述べています。医療を受ける権利はみんなにあり、本当に命に危険があるときは救急搬送がされるという前提がまさに目の前で全てガラガラと崩されていくという状況だったのです。

最も激しかった大阪

コスモスのこの9カ月間の活動を取材いただいたドキュメンタリー番組が先月放送されました。ユーチューブ等でも見ていただきたいのですが、福祉の現場でゾーニング等もできず看護せよと言われても、私たちは一般の福祉職ですから、人員も設備もありません。看病はできても看護はできないということです。そうした中でできる限りの対応をしてきました。仲間の命がいつ途絶えるかわからないという場面を含め支えざるを得なかったのです。

このように本格的な医療崩壊が私たちの福祉現場を直撃しました。これが最も激しく生じたのが、ここ大阪だったということを今、改めて感じています。なぜこうなったのかということについてはぜひこの後の議論で深めていければと思います。

コーディネーター／井上美佐　みなさん、ありがとうございました。どの現場からも災害級の状態だという指摘がありました。

まず医療の現場からは、初期の頃はマスクや防護服など医療資材の不足が問題になっており、第3波、第4波の頃にはベッドが不足してなかなか入院できないような状況が続いた。そして重症者が増えてきている状況で、自宅療養の患者さんの入院がなかなかできない上に、自宅療養の患者さんが死亡する率が上がってきた。また家族の患者さんが増え病院スタッフの感染も起きてきました。重症化の度合いが軽くなったとはいえオミクロン株でも今度は医療現場や病院等々でクラスターが発生し、一般通常診療にも非常に影響を及ぼしているという状況をお話いただきました。

保健所の現場からは、保健師のみなさんが想像を絶するオーバーワークを強いられ睡眠時間を削って、精神的、肉体的に縛られるような現状の中で使命感を持って活動していただいていたということに頭が下がる思いでした。また大阪府のフォローアップセンターはほとんど役に立っていないという話もありましたが、これは私も実感しており、やはりお話を聞いてそうだったかと確信しました。

介護の現場からは、保健所の逼迫によって医療機関へのアクセスなどが遅れることによって、自宅療養を余儀なくされる例が増えてきました。そのために自宅での死亡者が増えたという問題をお話されました。とりわけ介護の必要な方、高齢者などでスマホが使えない人は大阪府の「自宅待機

ＳＯＳ」というのは全く機能していなかったというお話もありました。大阪府は第６波では介護の療養施設を作りましたが、これも寝たきり以外の人はなかなか入れないというように条件が非常に厳しいものでした。また入院基準も厳しく設定されなかなか入れない、あるいは徘徊患者を警察が保護することもままならないという状況も報告いただきました。

保育の現場からは、幼児を相手にするにはどうしても密にならざるを得ず、保育を止めないという理念で保育者自身の感染予防、保護者への情報提供、あるいは各種行事の施行などについて非常に数々の工夫をされてこられたという話がありました。マスク対応が幼児の成長にも影響を及ぼす可能性があるということで、これには非常に悩まれたと思います。また自治体間格差にはあまり手出しをしないで、自治体に任せたことにより自治体間の格差がさらに大きくなったという点も指摘されました。

障がいの現場からは、障害のある方は基礎疾患があるにも関わらずなかなかご自分の感染対策ができない、利用者さん自身が感染対策ができない中で、これを介護をしなければならない、入院がなかなかできない中、福祉職のみなさんが介護しなければならないこと。これが非常に負担になっているというお話でした。２０２２年には症状が重症でも搬送拒否されるので、一般の福祉職でありながら防護服を着て医療の介護をするという本当に慣れてらっしゃらないこともせざるを得ない状況であったというお話でした。

それではここからは、シンポジストのみなさん同士で聞きたいこと、何か補足したいことなどを発言していただきましょう。

保育／乾みや子　医療や保健の現場からお話を聞いて本当に大変な思いで守ってくださっていることがよくわかりました。それに対して大阪府は初期の頃にホテルを何千床用意しましたと言ってましたが、でもやはりホテル療養をさせてもらえない人が身近にいました。また第6波の時に症状が中等度の若い人たちに対する療養施設（大阪コロナ大規模医療・療養センター）を1千床用意したとのマスコミ報道がありました。でも入れなかった人たちがたくさん身近にいます。実際に一人暮らしの人が、熱が出て救急車は来てくれたけど隊員から「もしも陽性だったら自分で公共交通機関を使わずタクシーも使わず帰らないといけない。入院はできませんがそれでも行きますか」って聞かれて救急車に乗るのをあきらめた事例もありました。それはちょうど若い人たちの中に中等度が増えているという話があったときですが、あれは一体どうどういうふうに活用されて、どうなったんでしょうか。

医療／河原林正敏　どの程度活用されたのかは、大阪府が用意した大規模の施設に関してはあまり有効な活用がされてなかったと報道されていました。実際私どものところでもそういう施設を利用したという話は、あまり聞きませんでした。ホテル療養についても、大阪市内は比較的確保されていたと思いますが、堺市内では特に感染の初期には確保されていない状況でしたので、有効に活用できない状況だったと記憶しています。ですからホテル療養が有効に役立ったという話はあまり私たちの周りでは聞こえてきませんでした。第5波や第6波になりますと、若い方に比較的軽症の方が多かったので、ほぼホテル療養を希望されないケースが多かったと聞いています。ホテルをお薦めしても自宅に帰るということで、あまり有効な利用に繋がらなかった。第7波ぐらいのときはホテル療養の数はそれなりに確保したんだと思いますが、それもあまり有効に活用されなかったというのが実態じゃないかと思います。

障がい／皿海みつる　療養の場で特に障害のある利用者の方が使える場が本当になかったということが、非常に大変だったと感じています。看護師を置いて医師も置いて、ホテルの利用というものもありましたし、それからショートステイ事業、借り上げて40床ほどの受け入れをするんだというようなこともありましたが、私たちの周りでそれらを利用できたケースは極めてわずかなケースのみでした。それからこれは医療関係の質問ですが、医療の方でも何か文句を言っているということでは決してなくて、本当にこの十数年の中で公的医療が大きく引き下げられました。しかし明らかに、搬送すべき状況の利用者が搬送されないという出来事は、法的な視点からみてあっていいのか、そのことについて少し教えてください。

医療／河原林正敏　やはり救急搬送が必要な方がなかなか救急搬送されない事態というのはこれはあってはならないことだと基本的には考えます。もう第3波の冬の時期にもかなり救急は逼迫しましたし、第4波のときは本当に災害級の救急搬送の困難事例というのが発生しています。そこは反省しながらどう改善するかということを私どもの場合は堺市の病院ですので、堺市の医師会を中心にいろいろ協議しながら消防局からもいろいろ救急搬送の現状などお聞きしながら、いかに救急搬送困難事例が多いかとか、不搬送になる事例がこれぐらいあってというような報告を具体的に聞きながら次にどうするかということを協議しながら進めてきました。堺市の中では一定堺市の主だった病院で救急搬送困難をいかに解消するかということについては当番病院制という形で、独自に協議しながら体制をとるということを第5波のときから始めました。実際に運用が進んだのは第6波のときからでしたが、それでもまだ十分な状況とは言えずにまだかなり救急搬送困難が発生していいます。それはその後の第7波の段階でようやくシステムがうまく機能するようになりました。そんな状況ですので、本当はもっと臨機応変に救急搬送数がワーッと増えたときに、その地域である程度の救急搬送をうまく吸収できるようにできればよかったのですが。なかなかスムーズにはそういう機能というのはいくら協議してても進まなかったというのが現実だったと思っています。おそらく堺市以外の地域でもそういう協議や検討はされていて、取り組んでいるところもあると聞いています。ですからどこも独自に頑張っているのだと思いますが、なにぶん瞬間的にはもうキャパシティを完全にオーバーしてしまう事態がこの間繰り返されていますので、そこはなかなか簡単には改善しない、非常に難しいテーマなのかなと感じています。ただ日々現場では、それを改善できないのかということを救急や医師会を中心にいろいろ協議を重ねているとご理解いただければと思います。

障がい／皿海みつる　ありがとうございます。身近な病院・医療のみなさんに全力をかけていただいてることは本当に実感しています。その一方で、公的医療という視点で言うと、救急搬送を要請した事業者のうち、２割が断られるという状況だったことを会員調査から把握しています。これは一病院の努力というよりも、日本の、大阪の医療のあり方として問われる出来事だったと感じています。

医療／河原林正敏　確かにご指摘の通りかなというふうに感じて伺ってましたが、そういう例えば施設からの救急搬送依頼でもそうなんですが、それがどのぐらいいろんなところで断られて最終的にその後どうなったのかっていうのは私たちも直接お話を聞く機会がないんです。救急隊とのやり取りは必ずありますので、救急隊が何件かけて断られた何時間、搬送先を探したけど断られたという、そういう話は伝わってきますので、それだけ断られたんだったら何とかもう無理してでも受けようか、というような受けるかどうか、その瞬間瞬間で変わってきますので。瞬間的に受けられなくても少し時間が経ってからであれば何とか調整をして受けるというようなこともできる場面もありますので、そういうやり取りはあります。ただ、結果的にそれが不搬送になるとか、元々のご自宅や施設に戻らなければならなくなったという、その後その方々がどういう経過をとられたのかはなかなか具体的なものとして私たちのところに伝わってきません。誰もそこは把握できていないんじゃないかなという気がするのです。そういったことも本当は白日のもとにさらすといいますか、本当は検証していかなきゃいけないものだと今、お話しを聞きながら感じました。

第2章

何が問題なのか

感染者の急増で保健所機能、救急現場が逼迫

医療／河原林正敏

第7波がある程度落ち着いてしまった時期でしたが、若い方の重症の事例を経験しました。20歳代の方で陽性となって自宅療養中に意識消失となり、まず往診医の判断で救急搬送されました。非常に重症のため多臓器不全、心筋炎疑いで当院に入院、その後急変してCPRで蘇生し、ECMOを導入して翌日に重症拠点病院に転院された患者さんです。実はこの方は搬送される前日にも救急要請をされていました。その時はおそらく年齢的に若いということ、そして症状としても意識もあって軽症であると判断されたようで不搬送となりました。時期的にはまだコロナ陽性者全例届け出ということが見直されてない時期でしたが、今は多分こういう患者さんは届け出からはもう除外され、ご自宅でその後のフォローもされないままになってしまう可能性があるような事例ではないかと思っています。ですから年齢的に若いから軽症だろうとか、軽症だから自宅療養でいいだろうとか、あるいは軽症で若いのだから自分で検査して自分で陽性登録ということで、果たしてそれで本当に大丈夫なのかという不安を感じるような事例でした。

第3波あたりからですが、感染が蔓延化するたびに、非常に救急外来が逼迫する事態が繰り返されてきました。堺市の遠方の地域から救急搬送依頼が来ることもたびたびありました。もちろん当院も受け入れのキャパシティはどうしても決まっておりますのでそれこそERで、全て受け入れる

新型コロナ流行と当院救急搬送数の推移

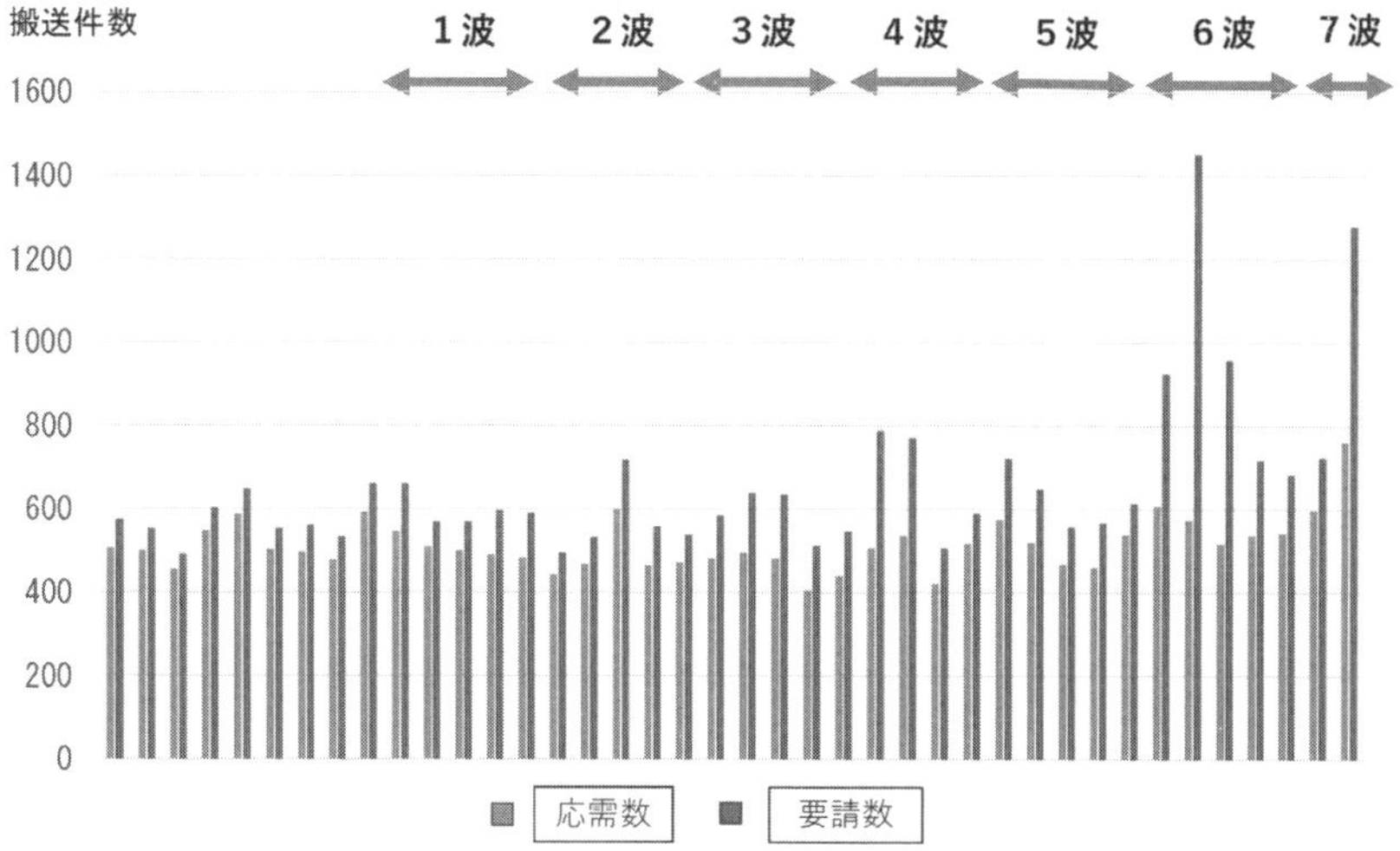

感染のまん延期には圏域外からの救急搬送が急増

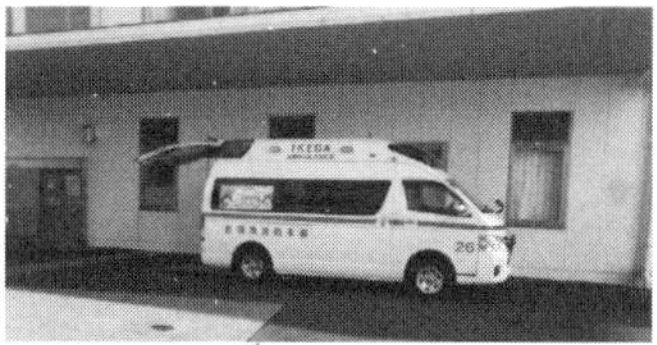

池田市から

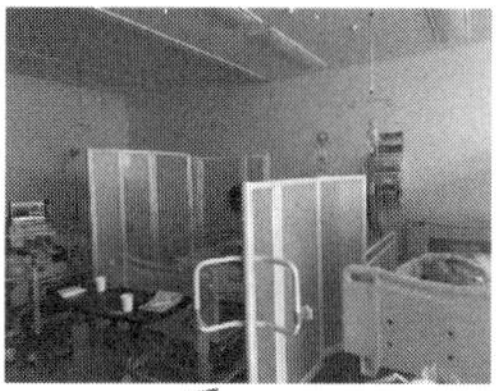

● ERのスペースが足らずパーティションで仕切って病室として代用した局面も

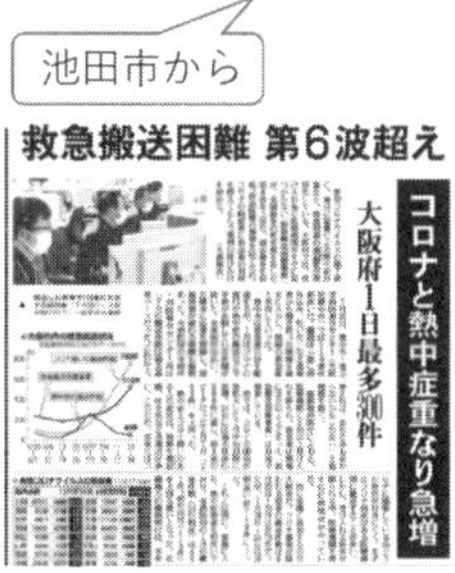
救急搬送困難 第6波超え
コロナと熱中症重なり急増
大阪府1日最多300件

2022.8.1　読売新聞

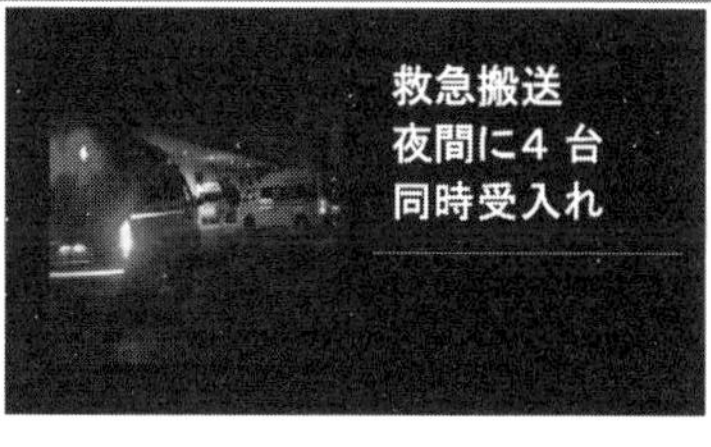

羽曳野市から

第6波以降の大阪で何があったか

- 第６波での大阪府の陽性者数80万人、死亡者数2153人（死亡率**0.27%**）、全国の死亡率は**0.17%** (R4.9.14 大阪府資料)
- **第6波・第7波では病院・施設でのクラスターがとにかく多かった**
  - 急激な患者増で病院は施設からの積極的な入院が受けられない状況になった
  - 施設入所中の陽性者はその場で留め置かれた
  - 早期介入（広範な検査と陽性者隔離）や早期治療が必要だったが第６波では対応が不十分だった
- 背景には
  - 第6波ではそれまでより軽症・無症状が多く診断が遅れる傾向
  - 高齢者の人口割合高い（75歳以上、東京12.1%、大阪14.7%）
  - ３世代同居率高い（東京1.8%、大阪2.5%）
  - 経済格差（世帯収入から見た死亡リスク、大阪は東京の1.7倍）
  - 救急搬送困難事例、不搬送事例の多発
  - 保健所機能のひっ迫

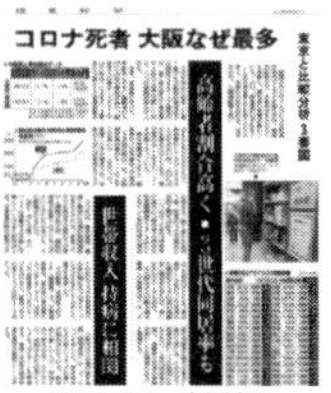
コロナ死者 大阪なぜ最多

2022.9.4 読売新聞

ことがなかなか難しくて、前頁の写真にありますように一部をパーティションで部分的に区切りながら仮作りの病室みたいな形で一般の入院を受けるというようなことをしなければならない場面もありました。救急車が3台、4台と病院の前に止まっているというような事態も発生しました。特に第7波には非常に救急が逼迫して、救急搬送依頼が急増しました。このグラフ（前頁）の右側部分が救急搬送要請で、左側部分が受け入れた数です。

受け入れる数を見るとそんなに多くないようにも見えますが、実は搬送件数は当院で言いますと年間救急搬送件数が大体6000件ぐらいあるんですが、このペースだと7000件ぐらいまで増加します。

次に第6波以降の大阪で何が起こっていたのかということです。第6波のときの大阪府の陽性者数は80万人で死亡者は2153人、死亡率0・27%でした。これは全国の死亡率0・17%に比べるとやはり高い結果だったということになっています。第6波では軽症の方や無症状の方が多くて、診断が遅れる傾向があったという背景もあると思います。新聞報道に拠るとやはり大阪は高齢者の人口割合が高い、3世代が同居していて若い方と高齢の方が接触する機会が多い、また経済格差もあって東京に比べて大阪の世帯収入は低いなど、そういうことも健康に大きく影響しているのではないかという意見もありました。

やはり第6波、第7波で病院や施設でのクラスター件数が増えてしまったというのが非常に大きかったのだと考えています。

先ほど指摘されていましたが、病院が施設からの入院をなかなか積極的に受けることができなかった。病床の確保もままならない、ERの患者さんを診察するスペースすらなかなか確保できない、そんな状況の中で積極的に受けることができない状況に病院が陥ってしまった。施設の入所者さんで陽性の方は、施設の中にそのまま留め置かれて対応するということになりました。本来は施設で陽性になった場合には早期介入が望ましいと思います。

広範な検査が必要でした。患者・利用者さんもそうですしスタッフもそうですが、広範囲に検査をして陽性の方がいればそれをうまく隔離する、陽性の方に関しては早期治療、これがやはり必要だったと思いますが、第6波のときにはこの対応が残念ながら不十分だったのではないかと考えております。

やはり第1には救急現場の逼迫です。救急搬送困難が多発しています。それから保健所機能が逼迫してしまったことも大きかっただろうと思います。感染者数が急激に増えすぎて個々の患者さんのフォローアップが全く間に合わないような状況になってしまいました。その第6波、第7波のころは、発症してから数日、それこそ3日ぐらいの間に急に重症化する方が多いと言われていました。診断の後、フォローアップがなかなかスムーズに始まらないとなれば、それこそパルスオキシメーターが届いて初めて測定できても、それが発症してから4日、5日先になってしまう、後手になってしまうということも発生するわけです。すると重症化する患者さんをうまく拾い上げることができないという可能性もあるのかなと考えます。クラスター発生も続いていくとやはり個々の対応ができなくなります。大阪は全数把握を見直しましたが、このリスクも当然あると思います。

当院では外来では陽性と診断された方に関しては、入院の可能性が少しでもあれば登録をする方針にしております。大阪府の発表では陽性者数が微増ぐらいかなと思いますが、実は病院の現場ではもうこれは第8波が来てるいという手応えがあります。すると感染者の全体像はすでにもう把握できない状態になっているのではないかと、そんな危惧もあります。若い人は軽症だから陽性だったとしても自分で検査して登録しないケースもあるでしょう。高齢者の方なら病院を受診して検査を受けて、ちゃんと対応されるのかといえば、必ずしもそうとは限らないです。やはり軽症だったら受診するのを控えてしまうということも起こりうると思いますし、そういう方が自分で登録するのかとなるとそれもどうなんだろうということです。なかなか自分で登録というのは現実的にはいかがなものかと感じます。高齢者施設で患者さんが発生したときの実情というのを政治や行政が十分把握してなかったんじゃないか。これが第6波で非常に患者さんが増えて死亡者が増えてしまったきっかけの一つになったんじゃないかなと感じております。

入所者は入院せずに感染対策をとってその施設の中で対応する、そんな流れになってしまいました。往診で施設に介入するという動きもなかなかこれもすぐには作れませんでした。高齢者施設での感染を危惧するという声はもちろんありましたが、複雑な事情があって行政が主導しないと難しい。医療が勝手に介護施設に介入するのは難しいということでした。

検査一つとっても、誰がどうやって、どこでやるのか。その検査の検体はどこで扱うのかとか、それじゃそこまでの運搬をどうするのか、投薬が必要になった場合、その使用薬剤をどこで準備して、それをどう請求するのか。また感染対策もゾーニングができる施設、できない施設様々だと思います。施設の規模や構造など、いろんなことが影響すると思いますが、そういう介入はなかなかその現場の判断で出しても、非常に難しい部分があります。

こういう介護施設への介入や、医療と介護の連携は、もう初めから政治の責任でやらないと難しかったんじゃないかなと振り返ってみて思います。やはり感染が起きたときの対応というのは、経験やマンパワーがないと極めて難しいので、感染対応をその施設や介護事業所などの努力に任せてしまうというのは、これは非常に厳しい話だと感じます。

保健所と職員の削減が問題の根源

保健所／大阪府関係職員労働組合

大阪府では大幅に職員削減が行われ、保健所職員も同様に削減されて現在に至っています。そのため府民への十分な対応ができなかったのではないかというのは、トラウマのように保健師の心に残っています。職員削減の下、保健師は対応を精いっぱい行いましたが、それがどれだけのものだったのかということを踏まえてお話しします。

先ほど言われたように入院やホテル療養を私たちがお願いをしても実際には断られるという現状が続いてましたが、府民の方から見れば「お前らがやれへんからやろう」となるのも当然です。知事は頑張っているのに「お前らがさぼってるからや」という言葉は、若い保健師も含めて多くの保健師が受けていて、中には2時間も苦情を言われてトイレで泣いたり、ベテランの保健師に電話を替わってもらったりというのが現状で、膀胱炎を何年も繰り返す職員もいますし、今ここで話すことさえ、その時の気持ちに触れるので辛いのですが、そのときの私たちの状況を振りかえりながらみなさんにお伝えしたいと思います。

左頁は2021年4月から翌年3月までに80時間以上、100時間以上の時間外勤務をしている職員数のグラフです。

第4波の4月には80時間以上が107人、そのうち100時間以上が49人に上ります。第5波の

大阪府の保健所で働く職員の
過労死ライン超え職員数と1か月の平均残業時間

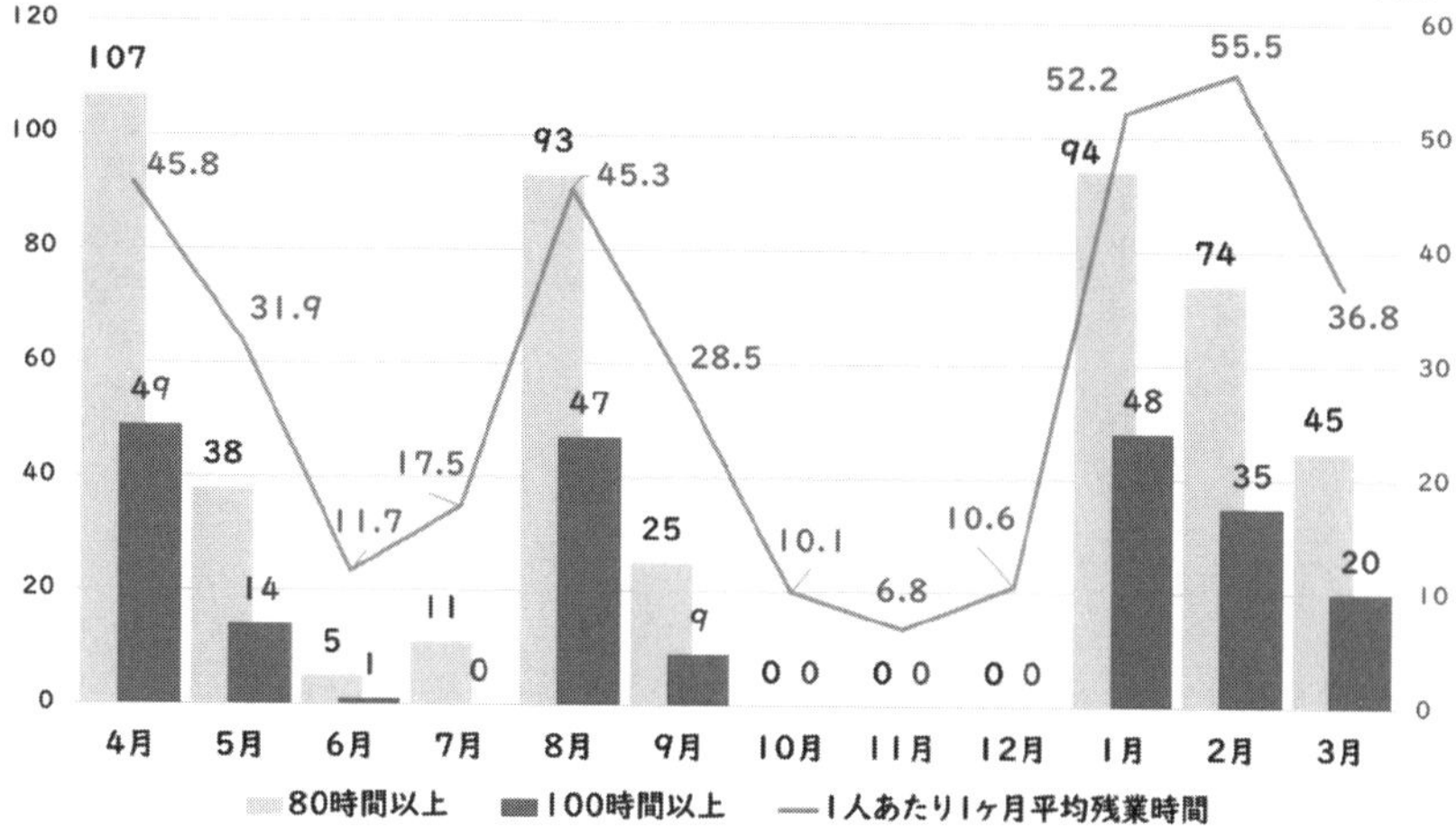

	4月	5月	6月	7月	8月
職員A	125	66	21	85	183
職員B	166	98	55	95	180
職員C	148	124	44	94	170
職員D	117	65	48	91	163
職員E	112	80	48	77	152
職員F	173	72	34	82	149
職員G	127	97	67	99	147
職員H	135	74	39	78	146
職員I	116	143	93	69	128
職員J	157	86	33	83	127
職員K	129	93	85	56	126

8月、第6波の1月も同じような状況です。折れ線グラフは、1人当たりの月平均の時間外勤務を表していますが、22年2月は平均が55時間という異常な状況です。みなさんご存じかと思いますが、厚生労働省は月100時間を超える残業や半年間に2カ月以上続けて80時間を超える残業がある場合は過労死する危険があると指摘しています。死ぬかもしれないということです。実際に過労で倒れる方もいましたし、精神的な疾患になる、あるいは体調を崩して働けなくなった方もいました。

また2021年の4月から8月に保健所職員がどれだけ残業したかという時間数を大阪

府職労が調査して表にしました。

一番上の職員Aさんの8月の時間外勤務は183時間です。これはあくまでも時間外申請をしている時間数です。実際には申請を忘れていることも多く、ここに入っていないものもたくさんあります。また休憩が取れていないものも含まれていませんし、早朝出勤しているものもつけていないと思います。さらに自宅での電話対応もおそらく全てはつけられていません。そう考えると実際には200時間を超えているでしょう。同じようにBさんやCさんもひどい状態です。4月から8月の5カ月のうち4カ月で100時間近く、あるいは100時間を超える時間外勤務をしています。

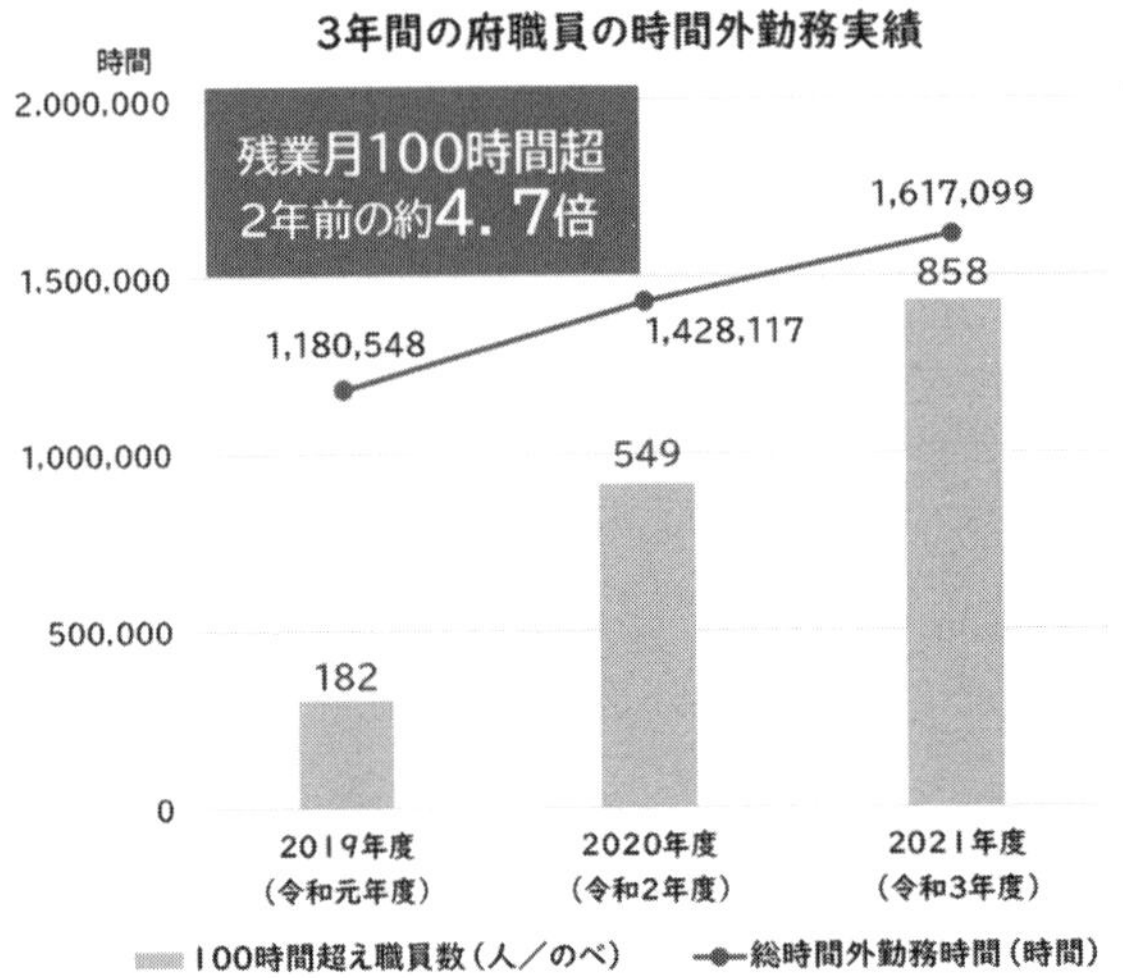

長時間労働の問題は保健所だけではありません。上の図は大阪府庁全体のこの3年間の時間外勤務の状況です。月100時間を超える残業をした職員は2021年度で延べ858人で、大阪府全体での年間の総残業時間は161万7099時間です。年間労働時間1800時間で割るとなんと890人分の仕事量になります。これだけ人が足りていないという現実です。第6波には大阪府庁全体で保健所の応援に入っていただきましたが、どこ

府職員削減と時間外勤務

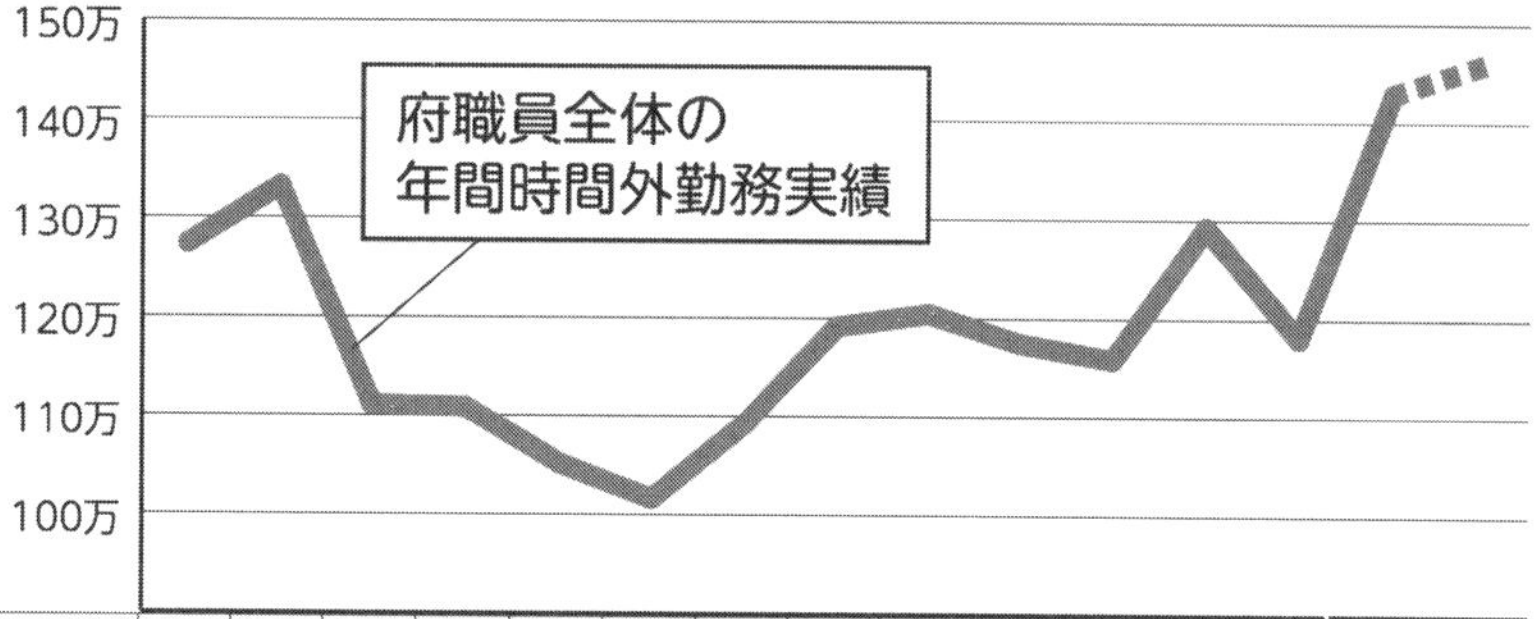

年　度	2007	2008	2009	2010	2011	2012	2013	2014	2015	2016	2017	2018	2019	2020	2021
職員定数配置数増減	▲316	▲91	▲237	▲220	▲29	▲185	▲134	▲29	▲55	▲33	14	▲11	▲19	37	102

「職員定数配置計画」による職員の増減数（対前年比）
ただし、研究所の独立行政法人化による削減数は含んでいません。

の職場も人が足りない状況は同じです。中には朝から夜遅くまで保健所の応援業務をやって、その後自分の職場に戻って仕事をするという人もいる、そんな状況でした。

なぜそんなことになってしまったのか。もちろんコロナという感染症が起きたこともありますが、私たちはコロナの前からこんなに職員を減らしてしまうと災害が起きたり、何があっても対応できないという声を上げ続けてきました。２００７年以降、どれだけ職員定数を減らしてきたのでしょうか。

私たちの運動もあってこの2年間は増員になっていますが、２００７年以降２０１７年を除いて12年間にわたって毎年のように職員を減らし続けていました。職員を減らすということが目標になっていたのです。職員を減らした分、職員の時間外勤務が増えていることがわかります。ですから大阪府庁は通常業務であっても、残業や休日出勤をしないと回らない状態となっていました。そこにコロナがやって来たので、私たちが指摘してきたようにそれに対応できない状況があったということです。

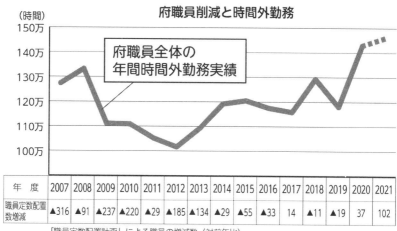

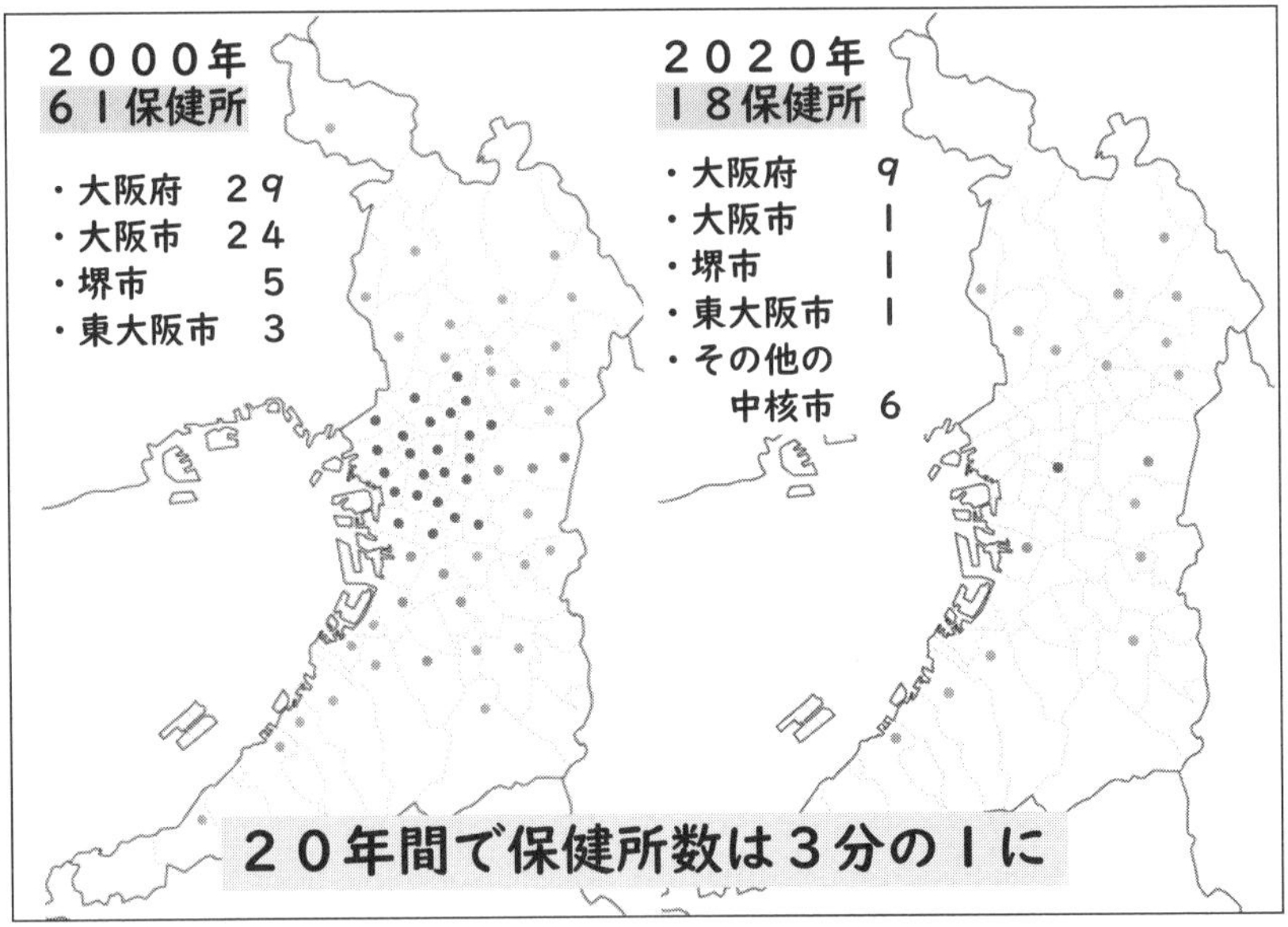
２０００年
６１保健所
・大阪府　２９
・大阪市　２４
・堺市　５
・東大阪市　３
２０２０年
１８保健所
・大阪府　９
・大阪市　１
・堺市　１
・東大阪市　１
・その他の中核市　６
２０年間で保健所数は３分の１に

次にどのように保健所が機能低下し、減らされてきたかについてお話します。１９９４年に保健所法が廃止され、ここから保健所の削減が進められました。当時大阪府は、22の保健所と７つの支所、合計29の保健所を管轄していました。それ以外にも大阪市、堺市、東大阪市がそれぞれ保健所を設置していました。ところが２０００年になると22保健所７支所のうち７つの保健所が支所に格下げされ、15保健所14支所に再編され、約40人の職員が減らされました。このころから身近なサービスは市町村、都道府県は専門的・広域的業務という国の方針に従って保健師の仕事が地区分担制から業務分担制へと変えられました。これまで地域に密着していた保健師が地域から遠ざけられてしまって、縦割りの業務をさせられるようになっていったのです。そして２００４年に格下げされた支所も含めて14の支所全てが廃止されました。このときは職員約50人が削減されています。その後、大阪では中核市がたくさんできたので、そのたびに保健所が中核市に移管され、現在大阪府が管轄する保健所は9カ所のみとなっています。

このような保健所を減らす動きは大阪府だけでなく、他の政令市や中核市でも同様で、大阪府全体で見ると、保健所の数は3分の1以下になっています。2000年まで61あった保健所が今では18カ所となってしまったのです。

もし2000年当時の保健所数がそのまま維持されていれば、きっと大阪のコロナの死者数や感染者数も違う結果が出たんじゃないかなと思います。これを思うと本当に悔やまれてならないです。そのことも踏まえて、次のテーマ3に繋げます。

先ほどもホテルのことや入院療養のことや施設の方のことなどのお話がありましたが、本当に私たちは日々施設の方にもご協力いただいて感謝しています。また入院できないことで、施設の対応のために防護服を着て一緒にゾーニングをしたりするのですが、介護士さんが対応できないことも申しあげないといけないこともたくさんありました。入院させようと思っても入院させることができなくてその狭間に立ってとっても苦しい思いでしたが、いつも施設の職員さんは協力的で一緒に頑張っていただいたり、やむなく自宅療養を求められた高齢者の方にはケアマネさんが笑顔で対応してくださり、訪問看護と一緒に連携した在宅療養で乗り越えてきているのが現状です。

入院とホテル療養にならなかった方は全て自宅療養ですので、私たち保健師がその担当をさせてもらいましたが、地域の支援者の方のご協力なしにはとてもできなかったと思います。この場を借りて感謝を申し上げます。

自立した人間だけを対象にしたコロナ対策

介護／日下部雅喜

現場からの問題提起、これを一言で在宅ケアマネジャーの立場から言うと、要介護高齢者が自分だけでは日常生活ができないということを無視したコロナ対策だということです。自立した人間ばかりを対象にしているのがコロナ対策です。特に大阪府のコロナ対策は教訓が生かされず、介護現場の実態に必要な対策をしないまま、目新しく、アイディア頼みのようなことを打ち上げているだけという感じがします。

コロナ対策では、第1波の教訓でいうと、まず保健所の数が圧倒的に足りない。大阪市ではかつて24区に1カ所ずつ保健所ありましたが、これがたったの1カ所ですし、職員も大幅に少ない。したがって第1波以降、保健所のブランチなども含めて1つでも増やす努力をし、職員の増員をする努力を2年間しておけばこんな形にはならなかったろうと思います。それをしないまま、民間委託や様々なアウトソーシングなどそれ以外の方法で乗り切ろうとした。

もう1つは、病床の確保と医療体制を確立しないまま在宅療養や介護施設で療養してきたという問題です。これは大事な問題で、まともにどれも手をつけないまま繰り返し感染が拡大し、入院できずに療養場所がなく全て在宅、自宅療養になっていく。もしくは施設で感染すればそのまま施設で、本来病院で受けるべき療養をさせられる、この繰り返しです。特に在宅の場合はそれに加えて、普段利用している通所系の介護サービス（デイサービスなど）はたびたび休所になりますし利用制限もかかります。やってくるヘルパーや訪問看護師自身も訪問自粛ということで感染を広げないために感染者のところに行かないということになります。

残るのは家族ですが、家族がいなければケアマネが対応することになります。ケアマネが対応しても1円の介護報酬の手当もなしということもあります。それでも対応できなければ、本人の状態の悪化を招きます。1週間在宅に閉じこもりになったために認知症が非常に進行した方もいらっしゃいますし、さらに入院で重度化したためにもう入院から帰って来れなくて在宅生活から施設生活になってしまった方が何人もいらっしゃいます。

こういったことを何回繰り返すのか。それも拡大再生産してますので、私はもうこの第7波でいい加減にしてほしいということを大阪府に対して強く訴えたいと思います。特に大阪府のコロナ対策は要介護高齢者には役に立たないということがいっぱいあります。

無料検査場を作りましたが、実際に歩いて行けない人をどうやって、誰が連れてくるのかという問題です。さらにスマホでの連絡が中心になっています。スマホどころか携帯もまともに使えない、電話も耳が遠くてできない方に対してどのように情報伝達をするのでしょうか。また宿泊療養は予約までたどり着けない高齢者がたくさんいますし、自立しないと入れないという形で、数を揃えたというけれども、質はどうなのかということはきちんと検証していただきたいと思います。

要介護者用の療養施設、これも寝たきりしか事実上入れることができないので、施設で果たしてまともな対応ができるかどうかということです。障害の方もそうですけども、自宅以外で感染した場合はそのまま施設で最後まで対応させられるという状態になっています。そして自宅の場合は、まさに誰も来てくれないという状態にあります。

あと強調したいのはやはり保健所機能です。在宅の現場で言うと少なすぎます。保健所が大阪市内には24区に1カ所しかないので、当然ファーストタッチとフォローがまともにできない。様々なメニューがいっぱいあります。ありますがほとんど行けない。委託業者任せなので直に手の届く作業になりませんし制約が多すぎます。大阪市の場合は24区に保健センターがあります。第7波では、保健センターが保健所と連携をし、保健所からの連絡が取れなければ、保健センターの保健師、担当者が直接ケアマネを探し出して連絡を取るようになりました。しかし機能は中途半端です。担当ケアマネ見つかったらそのままお任せになり、あとは報告くださいというような対応もいっぱいあります。保健師さんも発言されましたように、人が足りないので連携しないといけない。それは全て連携をしないといけないのですが、しかしこれでは行政の不備を民間に丸投げするという結果になります。私はぜひ保健所が対応できるまでの間は、区の保健センターに保健所並みの権限と人を配置して事実上保健所不足を補う形をとるべきだと思います。

コロナ陽性者たちに対する過度な入院制限。大阪市の場合は事実上、救急隊員の判断では病院に連れて行けないという体制をとっておりました。これはよくないです。コロナ陽性者は他の疾病の患者でもあるので、総合的にちゃんと救急隊が判断をして、救急搬送が必要と判断したら、まずは病院とコンタクトを取るという対応でないと非常に歪めることになります。

警察がコロナ陽性者を保護しないということですが、警察官職務執行法、警職法には保護義務があります。しかしこれをコロナ陽性者というだけで保護しないのは非常におかしな話だと思います。

あと最後にやっぱり救急体制についてです。救急車そのものが来ない、来ても帰るというようなことについては、病気になっても、公的な医療費に繋ぐ手段すらなくなるという事態についてはやはりきちんと総括をする必要があると思います。これが総括できなければ、大阪府も大阪市も終わりだと思います。

大阪府は保育が公的であることの認識を

保育／乾みや子

コロナのために保育分野が災害級のドラスティックな被害を受けたということはないのですが、いろいろな影響を受けました。けれども存続の危機に陥ったりはしなかった。それは先ほども述べましたが公的な制度として収入が保障されている。子どもたちが休んでも、その保育に必要な経費が公定価格として保障されているということが非常に大きいのです。ですから私は介護や障害の分野も本来は、安定的で恒常的な財政保障が行われるべきだという考えのもとに私たちが学んだことをお話しします。

その公定価格ですが、元になっている保育所の配置基準というものがあります。職員が何人配置されるかということです。保育所については国が決めている最低基準があります。

１９４８年に0歳～1歳は10人に１人、２歳以上は30人に１人という基準が決められて児童福祉法が発効しました。その後はほとんど、特に5歳については全く改善されないまま70数年がたち、現在ようやく0歳児が１９９８年から3対１になっています。そして3歳児が20対１になっていますが、４歳～5歳児の30対1、これをひとりで引率するのは不可能なのです。さらに言えば０歳3対1、これも現実には不可能です。家庭に三つ子がいたと想像してください。災害時や緊急事態時には全くこれでは対応できません。先日、通園バスの置き去り事件もありましたが、もちろん許さ

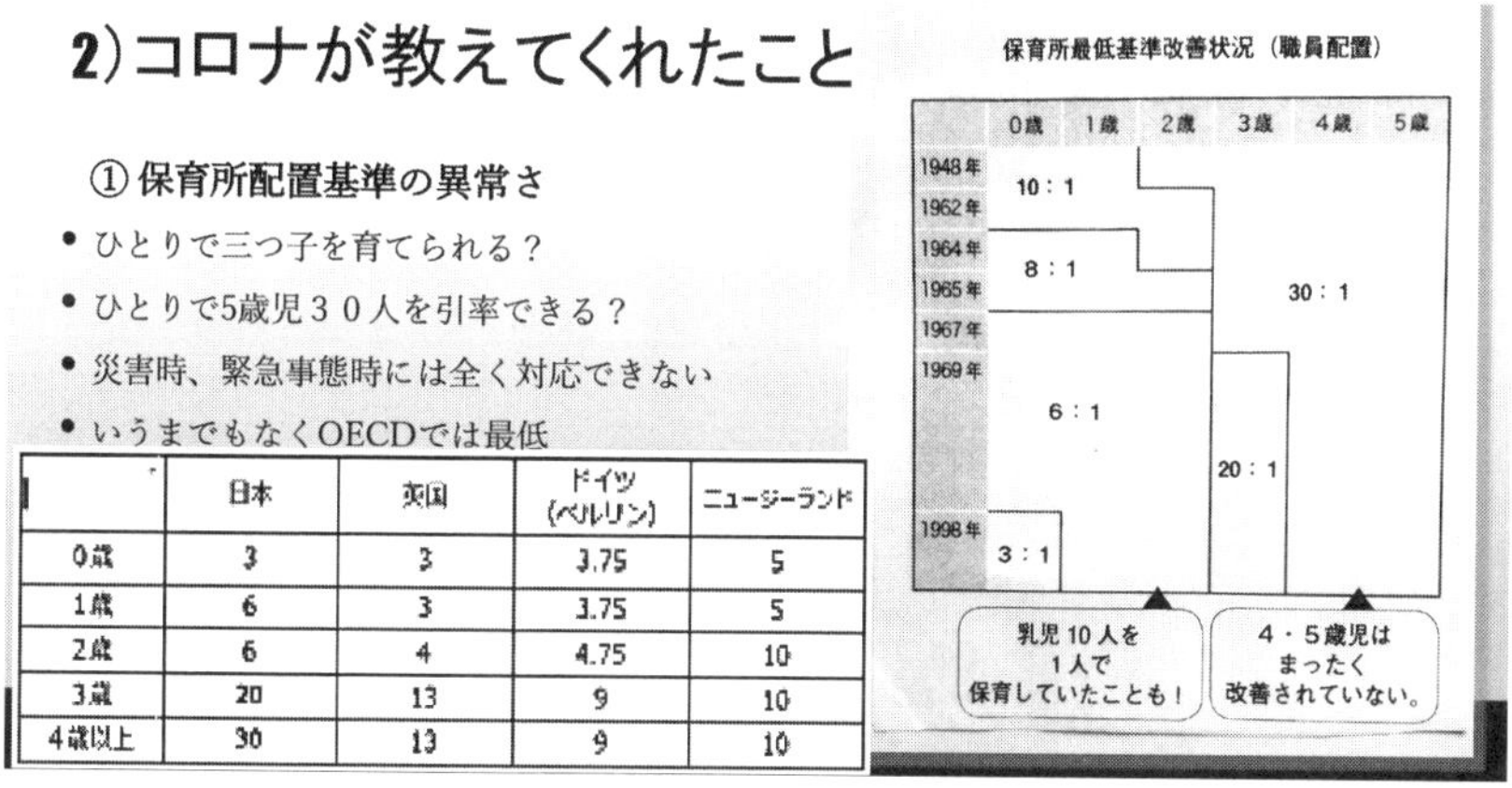
2)コロナが教えてくれたこと
① 保育所配置基準の異常さ
• ひとりで三つ子を育てられる？
• ひとりで5歳児３０人を引率できる？
• 災害時、緊急事態時には全く対応できない
• いうまでもなくOECDでは最低
保育所最低基準改善状況（職員配置）
0歳 1歳 2歳 3歳 4歳 5歳
1948年
1962年
1964年
1965年
1967年
1969年
1998年
10：1
8：1
6：1
3：1
30：1
20：1
乳児10人を1人で保育していたことも！
4・5歳児はまったく改善されていない。

	日本	英国	ドイツ（ベルリン）	ニュージーランド
0歳	3	3	3.75	5
1歳	6	3	3.75	5
2歳	6	4	4.75	10
3歳	20	13	9	10
4歳以上	30	13	9	10

れないこととはいえ、そもそもが非常に貧困な基準で行われているので、バス用に別に誰か人を配置するということができないのです。

日本の基準は国際基準で見るとOECD加盟国では最低です。先進諸国の基準は集団のサイズです。ようやく小学校が35人学級になったことに希望を持って、もう少し配置基準を少なくしていきたいと思っています。0歳～1歳のニュージーランドは多いと思われるかもしれませんが、それは育児休業が普及しているからです。他の諸外国でも給与保障がある育児休業がお父さんにもお母さんにもよく保障されているのでこうなっています。また4歳児以上のところを比べるとイギリスが13、ドイツが9、ニュージーランドが10です。これは集団のサイズということが基準になっていて、これ以上増えるとそれは虐待になるという意味です。ですから日本は虐待状態になっているということを示しています。

また保育所施設基準というものがあります。これも日本は非常に貧困で、乳児の基準は江戸間の畳1畳分の1・65平方メートル、幼児は京間の畳1畳分1・98平方メートルです。これは

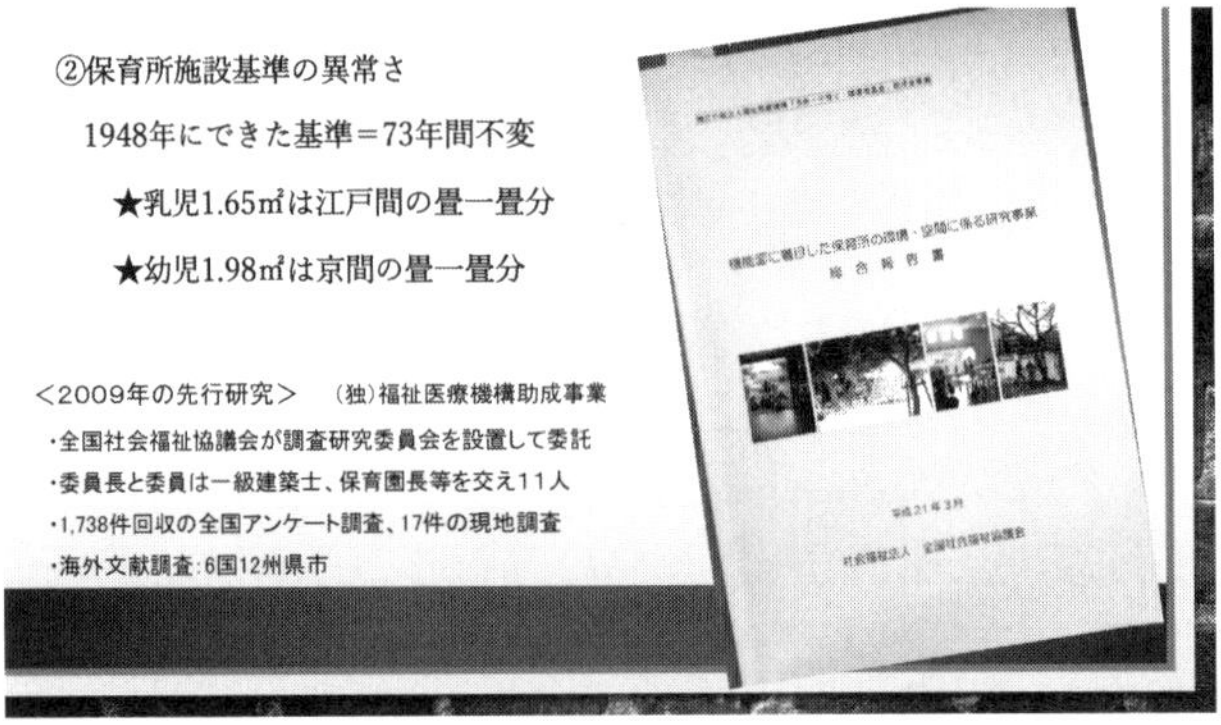
②保育所施設基準の異常さ
1948年にできた基準＝73年間不変
★乳児1.65㎡は江戸間の畳一畳分
★幼児1.98㎡は京間の畳一畳分
＜2009年の先行研究＞　(独)福祉医療機構助成事業
・全国社会福祉協議会が調査研究委員会を設置して委託
・委員長と委員は一級建築士、保育園長等を交え11人
・1,738件回収の全国アンケート調査、17件の現地調査
・海外文献調査:6国12州県市

乳児の寝食分離に必要な単位空間

食事：約**1.68**㎡/人

午睡：約**2.43**㎡/人　**4.11**㎡/人以上

2歳以上児の寝食分離に必要な単位空間

食事：約**1.03**㎡/人

午睡：約**1.40**㎡/人

遊び：約**1.99**㎡/人　**4.42**㎡/人以上

1948年の基準でそのまま現在も続いています。これがいかに非人間的かということを、建築家なども交えた先行研究が行われ公的な結論が2009年に出ています。

それによると寝食分離のために乳児1人に必要な空間は4・11平方メートルです。2歳以上は遊びの空間も含めると4・42平方メートル必要だということが学問的には出されています。しかし全く改善がされません。

それから保育労働も異常です。保健師さんが過労死寸前まで残業しているというお話がありました。保育士の場合、保育で過労死ということはありませんが、非常に密度の高い労働を慢性的に強いられているので、数年で退職してしまい二度と現場には戻らないという現象が起きています。理不尽なのは、子どもたちは保育標準時間という認定を受け、1日11時間・週6日保育することができるのです。私たちは先ほどの低い基準の保育士しか配置されない上に、

③保育労働の異常さ

＝週６６時間の標準保育時間を、週４０時間労働でカバー

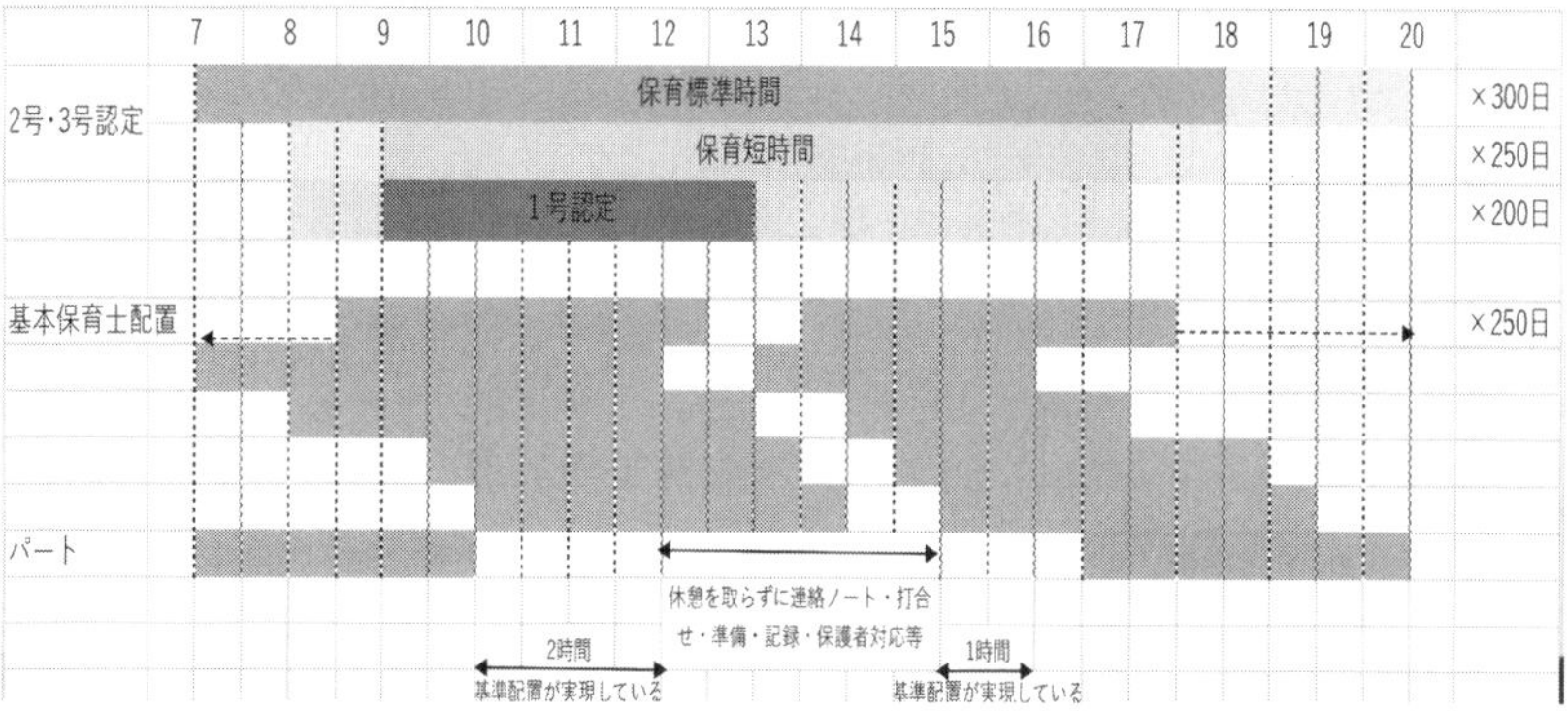

④公定価格に含まれる保育労働対価の異常さ

↓　内閣府と厚労省が毎年通知

（別表）令和4年度保育所職員の本俸基準額			
職　　種	格 付	本俸基準額	人件費（平均年額）
所 長	（福）2-33	257,900 円	約 491 万円
主任保育士	（福）2-17	240,108 円	約 462 万円
保 育 士	（福）1-29	205,530 円	約 391 万円
調 理 員 等	（行二）1-37	176,200 円	約 324 万円

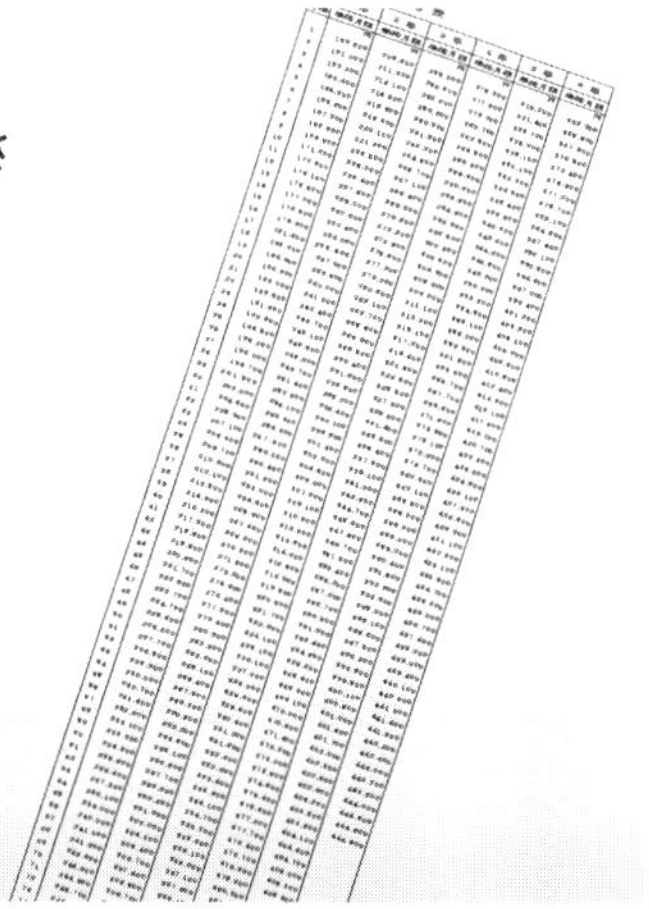

その分を週40時間でカバーすることになります。つまり、週66時間の標準保育時間を、週40時間労働でカバーできるわけないので、どこの保育園でも最低基準の1・8倍から2倍ぐらいの職員を雇っていることが全国調査で明らかになっています。そうしないと保育できない。ですからその分を各市町村や都道府県が補助しているところが多いのですが大阪はそこが薄いのです。

上の図を見てくださ

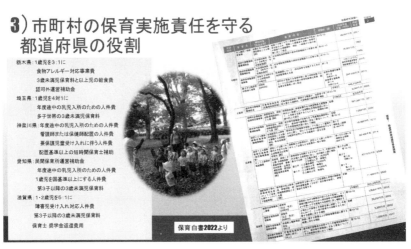

3）市町村の保育実施責任を守る都道府県の役割

い。交代勤務でシフトを組んで休憩を取ると、結局は最低基準を満たしているのは例えば10時から12時までの2時間と15時から16時の時間ぐらいしか基準配置が実現しません。シフトを組むとこういう実態になります。

また公定価格に含まれている保育労働対価も国が決めています。これも非常に低い。内閣府と厚労省が毎年、これだけの給与ですよと通知をしてきます。

これは国家公務員の福祉職給与表に基づいて作られています。所長は福祉職の2級の33号、そして保育士は福祉職1級の29号、調理員枠、栄養士などもいますがそこは行政職の現業職の扱いなので低い。右にあるのが本来の国家公務員の福祉職俸給表（前頁下図）です。その中のとても低い位置に決められています。これは初任給ではありません。この金額だけしか国からは支払われていません。そして保育実施責任は市町村にありますので、それを守るために都道府県がやるべき役割があるだろうということです。

『保育白書２０２２』によりますと、例えば栃木県は1歳児を3対1にし、アレルギー対応事業費を出しています。

また埼玉県は1歳児を4対1にするなど、当たり前だろうなというような補助がされていることが分かります。また滋賀県は保育士の奨学金の返還費用なども補助しています。

では大阪府はどうなのでしょうか。『保育白書2022』には14ページにわたって都道府県の補助の実態が書かれていますが、大阪府はわずかこれだけしかありません（73頁）。

これ、産休代替の要員のアルバイトの賃金が入るだけです。大阪府よりも他の都道府県のほうが、保育が公的であるということをまだ少しは自覚していることがよくわかります。

2022年度保育に係る都道府県単独補助事業調査（2022年4月現在）

都道府県	事業名	補助対象【実施主体】	事業内容	補助率（額）	2022年度予算（千円）	開始年度
愛知県	民間保育所運営費補助金	民間保育所【市町村】	市町村が民間保育所における整備費借入金返済金について補助した場合、交付要綱に基づき補助する	県1/2 市町村1/2	2,008千円	1973
	低年齢児途中入所円滑化事業費補助金	民間保育所【市町村】	低年齢児の年度途中入所に対応するため、あらかじめ配置基準を超えて保育士を配置するために必要な経費を補助する	県1/2 市町村1/2	46,920千円	2009
	1歳児保育実施費補助金	保育所【市町村】	1歳児担当保育士の配置割合を国配置基準の6：1より充実させるための人件費を補助する	県1/2 市町村1/2	126,642千円	1967
	第3子保育料無料化等事業費補助金	市町村【市町村】	第3子以降の3歳未満児の保育料を無料化又は軽減する市町村に対し、無料化又は軽減する経費を補助する	県1/2 市町村1/2	161,588千円	2007
	産休・病休代替職員設置費	民間保育所その他民間児童福祉施設等【市町村、社会福祉法人等】	民間児童福祉施設等の直接処遇職員等が、出産又は疾病のため、長期にわたり休暇を取る場合に、その代替職員の任用に係る経費を補助する	県10/10	11,639千円	産:1962 病:1976
	保育所等施設消毒支援事業	認可保育所、認定こども園、地域型保育事業所、認可外保育施設、放課後児童クラブ【同上】	新型コロナウイルス感染症の発生により休業した保育所等が、事業再開のため施設消毒を実施した場合に必要となる経費を補助する ※国補助事業を上限額まで活用した施設のみ対象	県1/2 事業者1/2	6,000千円	2020
				【予算計】	354,797千円	
三重県	家庭支援推進保育事業費補助金	私立保育所【市町】	国の家庭支援推進事業の対象外で、かつ当該事業の「対象児童」を20%以上あるいは6人以上受け入れている私立保育所で保育士加配にかかる経費を補助	県1/2 市町1/2	31,870千円	1980
	低年齢児保育充実事業費補助金	私立保育所、私立幼保連携型認定こども園【市町】	児童全体における0～2歳児の割合が一定以上である対象施設が、低年齢児保育のために保育士の加配をした場合にかかる経費を補助	県1/2 市町1/2	89,337千円	2014
				【予算計】	121,207千円	
滋賀県	低年齢児保育保育士等特別配置事業（県保育所等支援事業費補助金の一事業）	私立保育所及び幼保連携型認定こども園（中核市除く）【市町】	1、2歳児の保育士及び保育教諭を6：1から5：1に加配する経費に対し補助を行う	県1/3 市町2/3	185,619千円	1973
	家庭支援推進保育事業（県保育所等支援事業費補助金の一事業）	公・私立保育所及び幼保連携型認定こども園（中核市除く）【市町】	日常生活における基本的な習慣や態度の涵養等について、家庭環境に対する配慮など保育を行う上で特に配慮が必要とされる児童が多数入所している保育所及び幼保連携型認定こども園に対し、保育士・保育教諭の加配、対象児童や家庭に対する助言、指導及び職員の研修等を行う場合に補助	県1/3 市町2/3	42,363千円	1997
	障害児保育支援事業（県自治振興交付金の中の一事業）	公・私立保育所及び認定こども園（中核市除く）【市町】	障害児が入所する保育所及び認定こども園（幼保連携型または保育所型）において、「障害児2人に対し保育士1人」を超えて障害児の保育を担当する専任の保育士等を配置する経費を支援する	交付金への算入率は対象事業費の1/3以内	＊交付金総額480,000千円	2019
	産休等代替職員設置費補助金	私立保育所等（中核市除く）【県】	保育所及び幼保連携型認定こども園の職員が、出産又は傷病のため、長期間休暇を必要とする場合、その職務を代替する職員を設置する際に必要な経費に対する補助	県10/10	1,995千円	1980
	多子世帯子育て応援事業	保育所、認定こども園、幼稚園、地域型保育事業を利用する第3子以降の乳幼児【市町】	保育所、認定こども園、幼稚園、および地域型保育事業所を利用する乳幼児にかかる保育料及び副食費について、同時入所に関わらず、当該児童が第3子以降である場合（所得制限あり）に、その保育料及び副食費を市町が無料（副食費については上限あり）とする場合に補助	県1/2 市町1/2	39,936千円	2016
	保育士等奨学金返還支援事業費補助金	県内の保育所等に新たに就労した保育士等【市町】	大学、短期大学または専修学校の専門課程の在学中に奨学金の貸与を受けて修学し、卒業後に県内の保育所等に新たに就労した保育士等であって、継続して勤務する者に対して、当該奨学金の返還に要する費用の補助を行う	県1/2 市町1/2	7,584千円	2021

＊事業別予算額が明示されていない事業があるため集計せず

保育研究所調べ

都道府県	事業名	補助対象【実施主体】	事業内容	補助率（額）	2022年度予算（千円）	開始年度
京都府	未入園児一時保育事業	保育所及び幼保連携型認定こども園【府】	家庭で子育てを行う保護者の精神的負担の軽減等を図るため、登録した保護者を対象に保育所が実施する情報提供、相談、一時預かり等の経費に対して助成	府10/10	46,000千円	2011
	産休代替職員設置費補助金	社会福祉施設（私立）【市町村・社会福祉施設】	社会福祉施設職員の産休代替職員の人件費を補助	府10/10	16,000千円	1962
	病休代替職員雇用費補助金	社会福祉施設（私立）【市町村・社会福祉施設】	社会福祉施設職員の病休代替職員の人件費を補助	府10/10		1966
	病児保育整備促進事業	実施する市町村または民間施設【市町村】	医療機関において、病児保育を実施するための施設整備費を支援	府1/2	135,712千円 病児保育運営費等補助事業等を含む	2013
	第３子以降保育料無償化事業	市町村【市町村】	市町村が実施する保育所等に通う同時在園ではない３人目以降の児童の保育料無償化事業、副食費支援事業に対し助成	保育料無償化事業 府1/2 市町村1/2 副食費支援事業 府1/4 市町村3/4	247,000千円	2015
				【予算計】	444,712千円	
大阪府	産休等代替職員費補助金	児童福祉施設等【児童福祉施設等】	児童福祉施設等に勤務する職員が、出産等で休暇を要する期間中、代替職員の雇用費を補助	府10/10	3,040千円	2005
				【予算計】	3,040千円	
兵庫県	民間社会福祉施設運営支援事業	民間保育所、民間幼保連携型認定こども園【県】	利用者処遇に直接影響のある施設職員を配置基準以上に配置している民間社会福祉施設に対して、人件費を支援することにより、利用者の処遇の向上を図る	定額	327,326千円	2011
	産休等代替職員費補助事業	民間保育所、民間幼保連携型認定こども園【県】	産休等代替職員の任用を行う児童福祉施設等に対し、産休等代替職員に支払う賃金について、その実働勤務日数に応じて補助	定額 県10/10	7,058千円	2005
	認定こども園整備等促進事業（整備費補助）	幼稚園型又は保育所型認定こども園を整備する民間保育所、私立幼稚園【県】	保育所及び幼稚園が認定こども園として整備するのに際し、安心こども基金の補助対象外となる施設の拡充にかかる経費の一部を支援	県1/2 補助金上限額 6,165千円	18,495千円	2010
	認定こども園整備等促進事業（移行事務費補助）	認定こども園への移行を予定する私立幼稚園又は民間保育所【県】	幼稚園又は保育所が、認定こども園への移行にあたって必要となる経費の一部を補助	県1/2又は国1/2 補助金上限額 800千円	22,400千円	2014
	ひょうご保育料軽減事業	保育所、認定こども園、小規模保育・家庭的保育・事業所内保育・企業主導型保育・居宅訪問型保育各事業【県】	保育所等を利用する子どもについて、月額5,000円を超える保育料に対し、次の額を上限に補助 第３子以降：①３歳未満児・15,000円 ②３歳以上児・無償化 第２子：①３歳未満児・15,000円 ②３歳以上児・無償化 第１子：①３歳未満児・10,000円 ②３歳以上児・無償化	第３子以降： 県10/10 第２子： 県1/2 市町1/2 第１子： 県1/2 市町1/2	437,670千円	2008
	加配保育士等の研修参加支援（ひょうご保育士等キャリアパス促進事業）	県所管の私立保育所、保育所型・幼保連携型認定こども園【県】	加配保育士等に対して公定価格と同様の研修参加代替要員費（３日分）見合額を助成し、研修参加を支援する	定額	11,450千円	2020
				【予算計】	824,399千円	
奈良県	障害児保育質向上事業	保育所（公立・私立）【市町村】	保育所における障害児の受け入れを促進し、かつ保育の質の向上のために担当保育士の増員配置により手厚いケアを実施する保育所に対し補助する	県10/10	128,841千円	2015
	家庭支援推進保育事業	保育所（公立・私立）【市町村】	２名以上の保育士を家庭支援に加配している場合において、２人目の保育士を加配するために要する経費に対する補助	定額	20,292千円	2002
	家庭支援推進保育研修事業	奈良県人権保育研究会【同上】	研修に要する経費および研修事業促進に要する経費に対する補助	県10/10	5,300千円	2002
	産休等代替職員設置事業費補助	児童福祉施設等（民間に限る）【同上】	産休等代替職員の任用を行う児童福祉施設等に対し、産休等代替職員に支払う賃金について、その実勤務日数に応じて補助	県10/10	1,830千円	1977

出典：「保育白書」2022年版

3カ月間で8500万円を超える損失

障がい／皿海みつる

今、各分野からのご報告を受けまして、改めて私たちを支える医療体制や保健所の体制がこの10年、20年の中でいかに切り捨てられてきたのかということを実感させられました。私たちが何度電話をかけても繋がらない状態というのは必然的に起こっていたんだということがわかりました。お話されている方は一生懸命に対応し、取り次いでくれましたけども、そこに限界があるのは言を俟たないところです。保健所の数が2000年の61カ所から18カ所に、堺市で言えば5カ所が1カ所になったということです。救急搬送、それから入院の要請、それはすべて保健所と連携して行うということが厚労省のマニュアルの中で明記されています。これらがこの10年余りを通じて、全く機能しない状態にいたったということを理解したところです。

コスモスでも、2月に関しては1日に約80名の方が陽性の状態で待機をしないといけなくなりました。

医療崩壊のもと、結果的に2月～3月にわたって各施設が1カ月近くそれぞれ事業を止めないといけないという状況に陥りました。この止めた事業についての収入が途絶えることとなりました。しかしこれを言うと厚労省は、基本報酬などを補助する仕組みがあるではないかと反論されますが、それはあくまでも基本単価をささえる仕組みという限界があります。

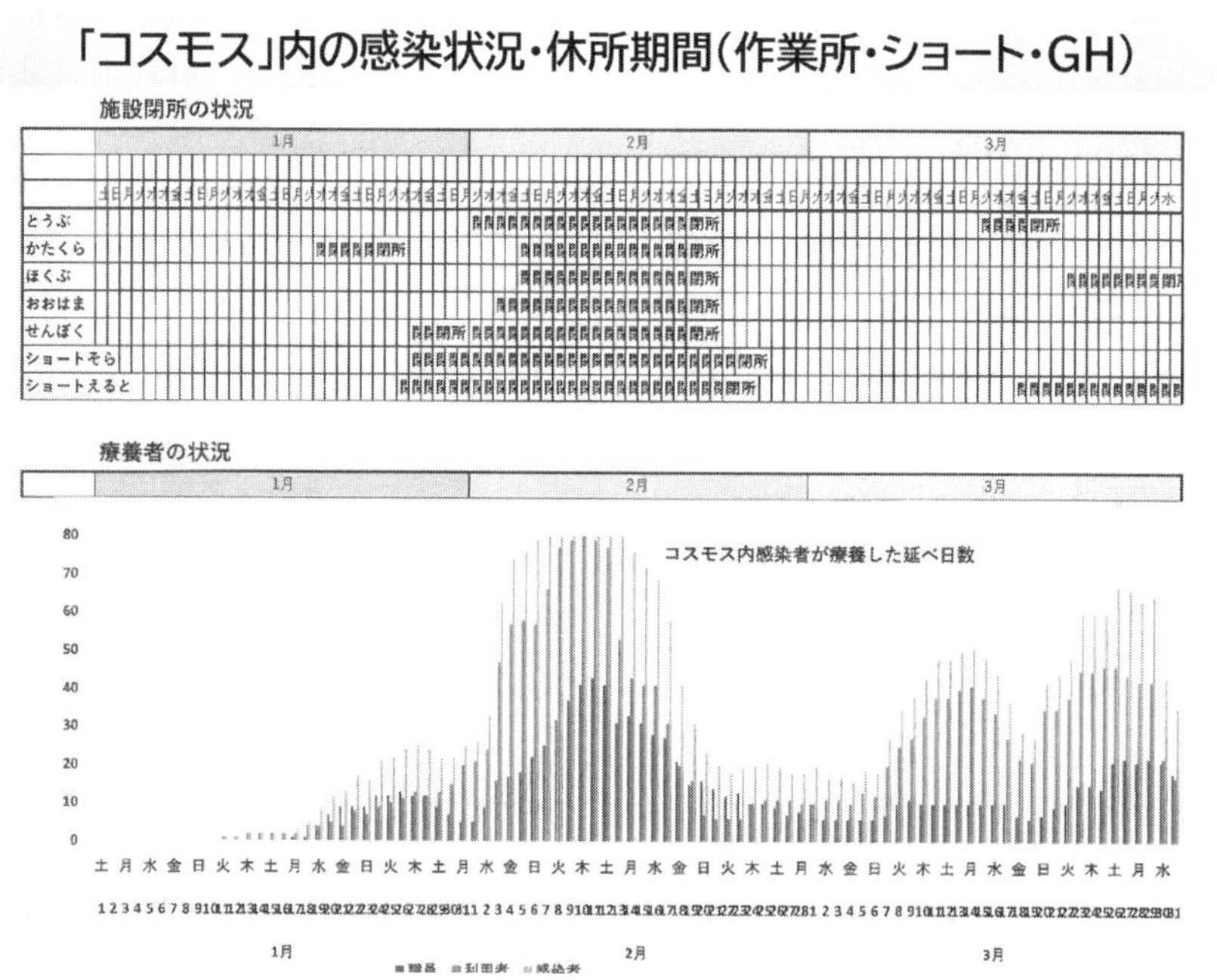

作業所の送迎や給食や人員配置の加算、グループホームに関しては、夜間支援などの加算は収入の4割を占めておりますがそれが入ってこない。さらに療養支援を行うショートステイ事業は丸ごと入ってこないという状況になりました。

資料にも入れましたが、職員の危険手当、特別対応手当などは第6波だけで1300万円にのぼりました。

さらに防護服や衛生用品等を手配し、検査を自分たちで手配する費用が800万円です。これらのかかり増し経費への補助は制度としてあるのではないかということを言われましたが、例えば陽性者支援のショートステイの補助上限は14万6000円です。これが焼け石に水にしかならないことは説明するまでもないと思います。1カ月の収入が保育分野のようにきちんと確立していない、コロナ

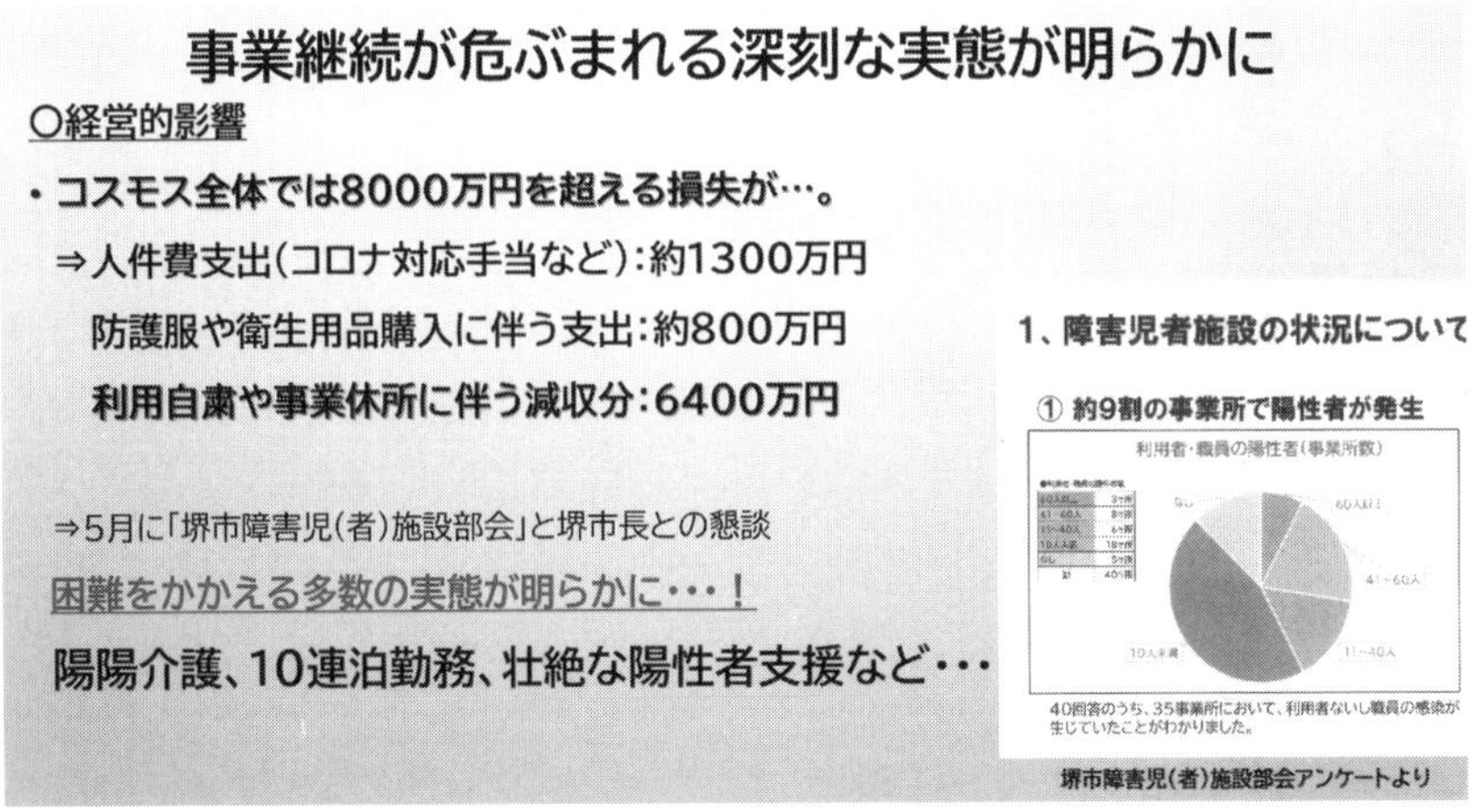
事業継続が危ぶまれる深刻な実態が明らかに
〇経営的影響
・コスモス全体では8000万円を超える損失が…。
⇒人件費支出(コロナ対応手当など):約1300万円
防護服や衛生用品購入に伴う支出:約800万円
利用自粛や事業休所に伴う減収分:6400万円
⇒5月に「堺市障害児(者)施設部会」と堺市長との懇談
困難をかかえる多数の実態が明らかに・・・!
陽陽介護、10連泊勤務、壮絶な陽性者支援など・・・
1、障害児者施設の状況について
① 約9割の事業所で陽性者が発生
利用者・職員の陽性者(事業所数)
なし
60人以上
41〜60人
11〜40人
10人未満
40回答のうち、35事業所において、利用者ないし職員の感染が生じていたことがわかりました。
堺市障害児(者)施設部会アンケートより

で閉めたことも含めて自己責任だということで事業休所に伴う減収は6400万円に上りました。

わずかな期間、1月から3月までの間に収入減とかかり増し経費で、損失は8500万円に上りました。これは私たちのところだけに起こったことでなく、全国の多くの福祉事業所の現場で規模の大小は異なっても生じていたということを確認しています。支援者も次々と陽性となり、陽性の職員が陽性の利用者を介護する以外になすすべがない状態に陥っていたところも複数ありました。10日間にわたる陽性者の支援を泊まり込みで、10連勤で支えたというところもありました。これは労働基準法でいうと、もうどうなるんだという話です。8時間を超えた割増賃金というレベルではなく、10日間昼夜を問わず、自ら陽性となったまま支援する他ないというような壮絶な現場。それを福祉現場が担うしかなかったということです。

これについては報道の中でも触れていただきました。1回の勤務が24時間で、それを2人~3人の勤務体制で続ける中で、支援者もまた感染をしていくという悪循環が生じました。

まさに医療の削減、保健所機能の削減の矛盾が現場にそのまま集中してきたと思っています。

一言付け加えますと、橋下さんが改革を断行してきて現場が疲弊してしまった。だからそこをよろしく、とツイッターでつぶやきをしている一方で、大阪維新の会のホームページを見ると、維新の会が保健所や保健所職員を減らしたのは「デマ」として反論をしています（https://oneosaka.jp/report/falserumor/index04.html）のでぜひ確認してみてください。それによると2000年から保健所は減らす方針だったじゃないかと、だから維新の会がやったんじゃない、元々人口に対して少し多いことを適正化したのだとか書かれています。甚だ疑問を感じるところです。各機関、各分野の方々が必死の思いで支えてきたこのコロナ禍を誠実に振り返っていただき、ぜひ政策に反映させていただくことを強く願っています。

コーディネーター／井上美佐　ありがとうございました。医療の現場からは若い人たちは自宅療養ということになっているけれど、その中でも重症化する人がいる。これを自己チェックで大丈夫なのかというご意見でした。また第7波ではクラスターのように一挙に発生する、発症する人が多かったわけでここに早期介入というのが不十分であったのは問題点として指摘されました。またすでに実感として第8波に入っているとみられるとありましたが、これは全数把握見直しということです。果たして十分な発病状況把握ができているのかという問題を指摘されました。もう一つ、医療介護の連携ができていなかったんではないかという問題点も指摘されました。

保健所の方からは、保健師のみなさんが過労死を心配されるほどのオーバーワークになっている。

それを期待した原因として大幅な保健所の削減、特に大阪市は24区の保健所が1カ所に減らされてしまった。それとともに職員も大幅に削減されてしまったことで、コロナによる急激な業務の増加に対応できなかった、しきれなかったということです。これは私が聞いたことですが、大阪市はいまだに保健所は1カ所に集約した方が効率的だという、この姿勢を全然崩しておりません。

介護の現場からは要介護者が自分で生活を送れないという現実を無視した検査対策になっていることが非常に問題だと指摘されました。検査には誰が連れていくのか、スマホは使えないじゃないか、宿泊療養や介護施設はいろいろ条件をつけられて入れないというようなことがあります。その原因にも保健所が少ない、職員が少ない点があり、代わりに入っているのが委託業者ということで、ちゃんとできていない状況があるんじゃないかということです。病床確保や医療体制も確立できていない。こういったことに手をつけないまま同じことが繰り返されていたというお話でした。

保育の現場からは、職員の配置基準が非常に低くて、普段からでも大変なのにこういう緊急時にはとても手が回らないという報告でした。施設基準も貧困でこれも何年も変わっていないという状態です。するとおのずと労働時間も過剰になり、基準の1・8倍になる。その分は自治体が補助しているということですが、大阪は補助が薄いというところが問題であると指摘されました。

障がいの方からは、クラスターで休業を余儀なくされていることによって、基本報酬が少ない中、サービス加算がつかないということで、これが大きな減収になって非常に困っている現状が語られました。また要介護者ですと長時間の連泊、10連泊勤務というようなことが常態化されている状況を非常に問題視されています。基本的な医療支援や物資支援が整っていないことが問題だと思いました。

　ではシンポジストの方から追加の発言などあればお願いします。

保育／乾みや子　重要なことを言い忘れましたので付け加えます。実は自分たちが日頃保育している現場の基準がおかしいよねってどうして気づいたかといいますと、それはコロナです。コロナで子どもたちの出席数が約半分になりました。建物の広さはそのままで子どもたちは半分しか来ていない。職員もだいぶ欠けましたが、いつもの8割ぐらいは来ていた。その状態で保育が変わったのです。ある園長さんの言葉を借りますと、コロナ前までは子どもたちの声が塊で聞こえていたけど、今は一人ひとりの声が言葉として聞こえると。事務所にいると今までは保育室からの声が廊下を伝ってワーッと塊で聞こえていたけど、それがそうじゃなくなった。これの方が人間的じゃないのかっていうことに私たちは改めて気付かされたのです。今日は介護事業者の方の発言がありませんが、介護事業も出来高払いですので障害と同じようにコロナで事業を止めるとその分収入が入らないという問題があって、事業の存続の問題が起きています。

　それが保育には起きなかった。これは公的責任制度がこういうコロナ禍の中でも非常に重要だということ。だけどその制度を支えている公的基準はあまりにも貧困だったということです。それは子どもたちを取り巻く国の基準が貧困で、それをせめて地方自治体や都道府県が何とか補填するのが当たり前なのだが、それがなされていないということでした。

障がい／皿海みつる　少しだけ補足をします。公金ということについて言えば、障害福祉事業も公費によって営まれる事業です。基本的に全ての費用が公費によって営まれる事業ですが、それが災害によって収入が途絶え、その支援に一方で大変な状況に対処し、なおかつその兵糧攻めに遭い対処できない状況というのは制度矛盾そのものではないかと改めて感じています。公のお金で営まれる非営利の社会福祉事業者がこの８５００万円の損失を受けねばならない法的な根拠がどこにあるんだろうかという強い疑問を私たちは感じております。

コーディネーター／井上美佐　チャットの方から少し質問が来てますので紹介します。「大阪の死亡者が多いのは検診率の低さや不健康都市と言われて久しいからではないでしょうか。知事は高齢者や高齢者と同居する世帯が多いからと説明しますが私は違うと思います」という意見です。河原林さんどうでしょうか。

医療／河原林正敏　いろんな要素が重なってのことだと思いますので、そういうことの影響もあるのではないでしょうか。先ほど私もその3世代同居という話をしましたが、それだけでそういうことが起こることはなくて、いろんな要素が重なってのことだろうと感じています。

コーディネーター／井上美佐　保健師さんに質問です。「昨年、離職退職した方の人数はコロナ以前より増えていますが、夏季休暇は取得できていますか」という質問です。

保健所／大阪府関係職員労働組合　離職率は大阪府全体では把握してないですが、先日異常な時間外の実態を総務省と厚労省に持っていったときに全国の保健師の離職率を出していただきました。大幅に前年度より離職率が上がってたということを聞いて実感として当たってるなと思いました。そしてこの中で耐えて定年退職された保健師はもうほとんど再任用できない、体がボロボロでもう働けない状態だったということも北海道や他の保健所からも聞いております。

それから夏季休暇は取れていません。

第3章

何をすべきか
対策と政策提言

医療・介護施設に対する財政支援を

医療／河原林正敏

こちら（次頁）に示しているのが、耳原総合病院が所属しております社会医療法人同仁会の実績です。

ご存知の通り水道光熱費の高騰がやはり医療機関を極めて圧迫しているという状況が明らかになってきています。上半期では法人全体で1億4000万円超の水道光熱費がかかり、過去8年間で最高額となっています。過去との比較では半年間で3500万円近くの上昇になっています。単純に計算すると年間で7000万円のコスト増ということになり、これは極めて医療の経営を圧迫する事態になっています。まずこの水道光熱費の上昇に対しても、ぜひ公的財政支援をお願いしたいと考えます。なかなかこのような費用の負担を患者さんの負担に転嫁することはできませんので、医療機関への財政支援、医療機関のみならずですが、医療・介護施設に対する財政支援というのはまず欠かすことはできないと考えています。

「電力・ガス・食料品等価格高騰重点支援地方交付金」というのがあります。これは医療機関や介護サービス事業所など様々な施設の周辺支援にも積極的に活用するという国の方針です。総額6000億円ですが具体的な支援対策は都道府県が決める仕組みになっています。すでに他の都道府県では様々なものに対して思い切った財政支援をしているということも聞いています。しかし大阪

エネルギーの価格上昇が経営を直撃

社会医療法人 同仁会の実績

水道光熱費　上半期実績（単位：千円）

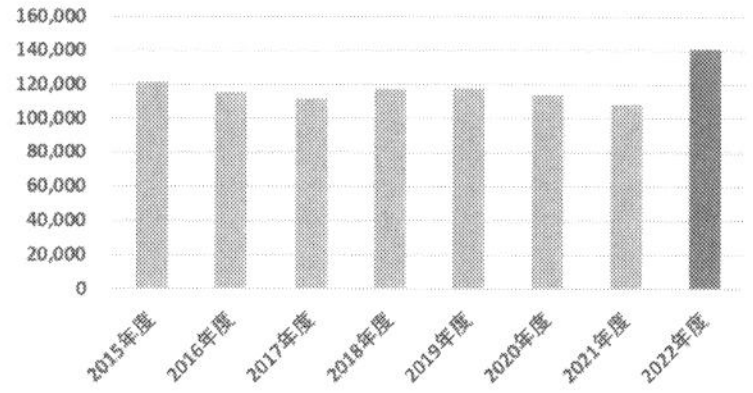

- **水道光熱費**は上半期で**１億４千万円超，過去８年間で最高額**になった。
- **過去との比較**では，**半年間で2500万～3500万円の上昇。**
  ↓
- **上昇額を２倍(≒年額換算)**にすると，**年間５千万～７千万円のコスト増**になる。

水道光熱費とは水道代，電気代，ガス代の合算。
車両用燃料(ガソリン代)は含まない。

「With コロナ」時代に向かって

- **水道光熱費の上昇に対して適切な公的財政支援を!!**
- **患者に負担を転嫁できない医療機関への財政支援は不可欠**

➡「電力・ガス・食料品等価格高騰重点支援地方交付金」を医療機関や介護サービス事業所・施設の支援に積極的に活用してほしい

- エネルギー・食料品価格の高騰分の支援に総額6000億円
- 具体的な支援対象は都道府県が決める仕組み
- 病院･介護施設へ思い切った財政支援をする自治体もある

◆医療機関への物価高対策

	病院	有床診	無床診
北海道	1.2万円／床	20万円	10万円
秋田	※		
栃木	5万円／床		15万円
群馬	3万円／床		10万円
千葉	5万円／床		―
東京	最大5.1万円／床		―
神奈川	4.4万円／床		10万円
山梨	※		
長野	18万円＋2万円／床		9万円
岐阜	※		
愛知	4万円／床		10万円
三重	2万円／床＋6750円／食事提供者		4万円
和歌山	急性期3.7万円／床 慢性期2.5万円／床など	2.5万円／床	2.5万円
鳥取	70万円＋4.4万円／床		20万円
香川	※		
愛媛	80万円＋1万円／床	80万円	27万円
高知	80万円＋1万円／床	80万円	訪診あり15万円 訪診なし10万円
福岡	3万円／床		10万円
大分	2021年度電気代の9.3%		

※は[illegible]への補助あり

m3.com　2022.10.22配信
「15都道県が医療機関に直接支給へ，物価高騰対策」

府はまだどういった財政支援をするのかということを明らかにしておりませんので、これもぜひ求めていきたいと思います。

国や大阪府に求めてきた中身に関していくつか示します。この間、コロナの底の状態での病床の使用率が50％を下回る医療機関を対象に、補助の上限額の見直しが出されています。このような手法というのはなかなか経営の見通しがつきにくくなる中身になりますので、こういうやり方はぜひ改めていただきたいのです。一方で、コロナを安心して医療機関が受けられるような補助というのはぜひ継続していただきたい。

「With コロナ」時代に向かって

「地域の依頼に応え続ける」ために

- 大阪府は「With コロナ」体制を目指し、段階的に通常医療に移行する方針
- 「Zeroコロナ」の達成は難しい ➡ 第8波以降に向けた準備が必要
- コロナ対応と通常医療との両立が課題
- コロナ陽性の妊婦、透析患者、手術患者などへの対応
- コロナ病床への入院は高齢者や重症化リスクの高い患者が中心に在宅医療、医療と介護の連携など、地域包括ケアを念頭に置いた協力体制が必要
- 感染のまん延期対応…通常診療の制限をどこまで許容できるか

それから病床の確保につきましては、すでに大阪府から新型コロナウイルス感染症患者等の受け入れ体制の確保ということで要請が出されています。重症病床に代わる軽症中等症病床の確保、重症病棟は第7波では当初想定していたよりも使わずに済みましたので、その重症者のために確保された病床を部分的に軽症中等症用に積み増ししてほしいという要請になります。

それから重症患者。コロナ陽性で他疾患での重症者がかなり増えてきていますので、そういう患者さんの受け入れや、第7波のときもありましたが、緊急避難的病床確保ということで、非常に感染が蔓延したときにさらに病床の積み増しをするという要請も

出てきています。それから感染症法の改正案が衆議院を通りましたけど、この医療の確保に関する協定を締結する仕組みを法制化するという動きもあります。こういう要請に応えて現状以上の受け入れを増やすということは、通常診療を相当制限しないと難しいことであると考えています。

これまでも第7波までずっと戦ってきて、もう病院として受けられるキャパシティはおのずと見えてきています。それはもうハードの面でもそうですし、人的体制の面でもそうなんですけども、ほぼ今はもうキャパシティが飽和してきてる状況ですので、さらにそれ以上受け入れをすることになるとかなり身を切ると言いますか、非常に厳しい状況になっていきます。ですからそこの部分に関して医療機関に、単に病床の確保だけを求めるということではなくて、医療機関に丸投げするということではなくて、何かしら病床の通常診療の制限等も含めて指針を示していただきたいと考えます。

それから人的体制の確保、これも非常に大きな課題です。法改正にはそれは含まれておりませんので、ぜひ人の確保や、それから地域の事情、病院が本来果たしている機能や地域における役割などにもぜひ配慮をしていただきたい。またそれを地域で協議できるような仕組みも作っていただきたいと思います。

先ほど全数届け出の見直しは少しリスクを伴うんだという話をしましたが、それよりもやはり保健所機能の拡充というのが欠かせないと考えています。高齢であるとか、入院を要する方、重症化のリスクがある方、妊婦さんなど、届け出対象になる4類型以外は自分で届け出をしなければいけないというシステムになりますので、これも都道府県で対応が異なっています。大阪は自分で届けをしなければいけないというシステムになっていますので、これは登録しなければフォローから漏れてしまうというリスクがあります。自分の病院で陽性が判明して登録している場合には、後で何かしらの検索することが可能なのですが、他所で登録されている、あるいは登録されてるのかされてないのか、ということを調べることができないのです。

ですから登録されてるかどうかがよくわからない患者さんが入院されている場合には、もう前例届け出をしなければいけないってことになりますし、確認しようと思えば保健所に電話をしていちいち確認する、そんな作業も必要になってきます。そういった意味では煩雑になった部分もあると思います。

それから外来を中心に検査キットが不足して患者さんを受け入れられなくなる、そんな事態も発生しております。ですからこういう検査キットや医薬品の安定供給、これはやはり行政の責任でぜひ進めていただきたいのです。

先ほどの介護事業所ですが、医療が崩壊すると介護事業所も崩壊するというお話もありました。やはり介護事業所への支援補助は、これはほぼ皆無に等しいような状況ですので、この部分もやはり今後必要になってくる中身ではないかなと考えております。

そして入院フォローアップセンターの機能も第6波、第7波ではかなり厳しい状況になっておりますが、この入院調整というのはできれば重症者や回復期の患者さんの転院調整などに重点を置いていただいて、軽症中等症者の入院に関してはできるだけ地域・圏域で調整できるようなシステムにしていただきたいと思います。

以上、私からの提言としてお話させていただきました。

10年先を見通し感染症や健康被害や災害などに備える

保健所／大阪府関係職員労働組合

「公衆衛生の向上をめざして大阪府政に必要なこと」ということで提言します。先ほどまでコロナ禍の保健所の実態や職員の働き方や問題点についてお話をしてきました。公衆衛生についてはみなさんもご存知だと思いますが、ＷＨＯ（世界保健機関）は公衆衛生とは「組織された地域社会の努力を通して疾病を予防し、生命を延長し、身体的精神的機能の増進を図る科学であり技術である」と定義しています。人が健康に生きていくという根幹にあるのが公衆衛生です。それを支えるのが保健所です。それは感染症だけでなく、下水道や食品などの生活衛生や体の健康だけでなく、心の健康の問題まで幅広く仕事をしています。その一つとして感染症対策も重要な仕事です。

これは厚生労働省のホームページを引用したものですが（次頁）、安全対策の原則は病原体を持ち込まない、持ち出さない、広げないが基本とされています。

ですから感染症対策では、感染源を特定し、速やかに患者を隔離し、治療に繋げることが大切です。そのために行政は検査をして保健所は疫学調査などを行います。しかし今は、国も大阪府も体制が不十分なため、それができなくなったというのが今の状況です。この間、保健所をはじめ公衆衛生行政や医療を後退させ続けてきたのでできなくなったというのが現状です。

そして、これまで大阪府がやってきたのはこうした感染症対策の基本をないがしろにし、やってる感を出すために率先して「出口戦略を示す」と言って大阪モデルなるものを発表して政治の都合でコロナ対策を利用してきたのではないかと思っています。その結果がコロナでお亡くなりになった方が全国で一番多いという事態を招いているのではないかと思います。出口戦略どころか、出口すら見えない状況を作り出しているではないでしょうか。

感染症対策の基本

感染源の特定（検査や疫学調査）
隔離
治療

感染対策の原則

感染成立の3要因への対策と、病源体を
1｜持ち込まない　2｜持ち出さない　3｜拡げない が基本です。

◎ 感染成立の3要因と感染対策

感染症は ①病原体（感染源）②感染経路 ③宿主 の
3つの要因が揃うことで感染します。
感染対策においては、これらの要因のうちひとつでも取り除くことが重要です。
特に、「感染経路の遮断」は感染拡大防止のためにも重要な対策となります。

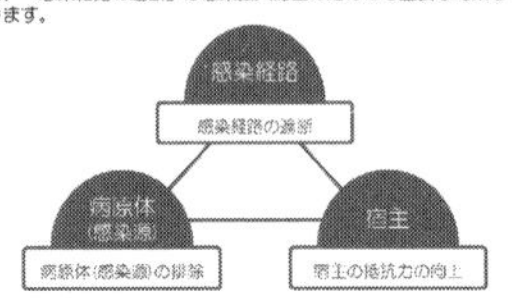

新型インフルエンザの教訓をいかす

新型インフルエンザ（A/H1N1）対策総括会議　報告書

平成22年6月10日

1.　はじめに

平成２１年４月に新型インフルエンザ（A/H1N1）が海外で発生して以降、政府においては、重症者や死亡者の数を最小限にすることを最大の目標として掲げ、広報活動、検疫の強化、サーベイランス、学校等の休業を始めとした公衆衛生対策、医療体制の整備、ワクチンの供給や接種などの努力を行ってきた。

振り返れば、２００８年、今から14年前に新型インフルエンザが流行しました。そのときの総括文書として厚生労働省の新型インフルエンザ対策総括会議が作った報告書（上図）があります。10ページぐらいの報告書ですが、こんなことが書かれています。

「全体的事項」の「提言」という項目では、保健所や地方衛生研究所を含めた感染症対策に関わる危機管理を組織や人員体制の大幅な強化、人材の育成を進めることが必要と書かれています。また「結びに」の部分でも新型インフルエンザを含む感染症対策に関わる人員体制や予算

新型インフルエンザの教訓をいかす

新型インフルエンザ（A/HINI）対策総括会議 報告書
2.全体的事項
(2)提言 【感染症危機管理に関わる体制の強化】
・・・厚生労働省のみならず、国立感染症研究所や検疫所などの機関、地方自治体の保健所や地方衛生研究所を含めた感染症対策に関わる危機管理を専門に担う組織や人員体制の大幅な強化、人材の育成を進めるとともに、関係機関のあり方や相互の役割分担、関係の明確化等が必要である。

9.結びに
・・・新型インフルエンザを含む感染症対策に関わる人員体制や予算の充実なくして、抜本的な改善は実現不可能である。この点は、以前から重ね重ね指摘されている事項であり、今回こそ、発生前の段階からの体制強化の実現を強く要望し、総括に代えたい。

公衆衛生の成果は10年後にわかる

- コロナ禍の大阪府がやってきたのは外部委託、派遣労働者の雇い入れ
- 厚生労働省の方針も「保健所職員でなければ対応が困難な業務以外の業務については、外部委託や貴自治体による一元化を原則として体制を整備して頂くようお願いします。以上の体制整備に当たっては、管内だけでなく管外の事業者等への委託も含め、幅広にご検討ください。」
- 公衆衛生の成果は10年後、この10数年の結果が今日の事態に
- 10年先を見通した対策こそ

の充実なくして抜本的な改善は実現不可能であると指摘して、「体制強化の実現を強く要望し、総括に代えたい」という強い言葉で締めくくっています。

このときからもう12年が経っていますが、保健所も大阪府の健康医療部の体制も強化されるどころか、先ほどもお話したように毎年毎年職員が削減されてきました。このときの総括を生かしていれば、このコロナ対策も全く違う結果になっていたのではないかと思います。

公衆衛生の成果というのは今日やって今日出るものではありません。公衆衛生は今起きていることにも対応しつつ、さらに

先の事もやっていくというものですので、10年後にその成果が出るものと言われています。

付け焼刃のその場しのぎでどうこうできるものではなくて、今回のコロナ対策もこの十数年間保健所を減らし職員を減らし、公衆衛生を後退させてきた結果であると思っています。

大阪府がやっているのは、何でもかんでも外部委託や短期の派遣労働者の雇い入れで対応しようとすることでした。もちろん頭数は増えますし、来ていただいてる方はみなさんいい方で、一生懸命働いていただいてますが、短期間で人が入れ替わることも多く、マニュアルでの対応には限界があり、来る方来る方に向けてのオリエンテーションもとても時間をとられるのが現状です。たくさん来ていただいてる派遣の方でもこれ以上続けたら、自分も家族も崩壊するので辞めますって言われ、何人も辞めていかれました。結局最後は、保健所や府の職員が責任を取らざるを得ない状況が根本的にはあるので解決には至っていません。私たちの取り組みの結果、この2年で各保健所に3人ずつの保健師が増員されましたが、増員したとしても育成には時間がかかります。

このコロナ禍の経験を教訓にして10年先を見通して、今後起こるかもしれない新型の感染症や健康被害事象や災害などに備えることが大切です。保健師の増員について質問された吉村知事は「暇になったら座らせておくのか」と言い放ちましたが、本当に公衆衛生というものを理解していないし、現場を知らないと唖然としました。残念でなりません。

私たちは通常業務でも、いつもまだまだやれること、やらなければならないことがたくさんあると思っています。もっと行き届いた支援をしなければならないなと感じています。府民のみなさんが健康に暮らしていける大阪府にするために、公衆衛生の向上を目指して労働組合としても現場の声を発信する取り組みをこれからも進めていきたいと思っています。

これまでも現場からの声をいち早く出してはいるのですが、それが全然届かなくて、結局私たちの声を聞かずに進めてきたのが現状です。だから医療の逼迫とか、福祉施設が大変になるということはもっともっと前に保健師が言ってたんですけど、全然聞いていただけない現状でした。介護施設がこうなることもわかっていたし、介護施設の方が陽性になったときに別の福祉施設を作って、そこに介護・感染のトレーニングを受けた職員を導入してすぐに隔離しないと施設の方が大変になるという意見も出してきましたが、これも素通りされて現在の状態になっています。ですから現場の声をちゃんと聞いていただける行政にならないといけないなと思っています。

もう第8波の入り口が見えてきています。この間に、施設のクラスター対策をしたいということで職員が一丸になっています。

公的な医療機関が減ってしまったのも、現在の状況を招いたのも、声が届かない行政が原因じゃないかと思っています。しんどいときは公的な病院がある程度カバーしながら、民間の協力を仰ぎながらやっていくという姿勢でないととてももたないなと思っているのに、大阪府は公的な病院を手放してきたので、結局苦しくなったんじゃないかと思っています。

ケア労働者全体に大きな投資で賃金の引き上げを

介護／日下部雅喜

現場からの政策提言ということで、今後の第8波から第9波に向けて大阪府、大阪市、そして国がすべきことを申し上げたいと思います。

まず医療体制です。これはもう言うまでもなく、コロナ陽性者の入院制限、入院できない仕組み、これが大阪市では出来上がってしまっているので、ぜひ撤廃をしていただきたい。入院治療が必要な感染者が入院できる病床の確保をまずすべきだと思います。

二つ目は保健所の体制です。発言にもありましたが、やはり人、特に保健師など公務員と保健所そのものを増やすことを目指すべきです。大阪市では特に24区の保健センターに保健所機能を持たせる抜本的な拡充をぜひ進めていただきたい。これは大阪府知事、大阪市長にも切にお願いしたい事項です。特に感染が判明した即日に、ちゃんと連絡が本人にわかる形で来るという体制を確立し、自宅療養者、要介護者の手に届く、実際にわかる言葉、わかるものをちゃんと届けてくれる、こういう人員を保健所、保健センターに配置をしていただきたい。

三つ目に日常生活を送ることが困難な要介護者についてです。各自治体では、災害時の要援護者リストを作って、地域の民生委員さんに配っています。この中で実際に、自分で生活ができないという方のリスト、災害時のリストがあるわけですから、これも活用しながら行政として、きちんとすくい上げる。こういうセーフティーネットを作っていくべきだと思います。

あと在宅の介護事業所の支援です。特に介護現場は未曾有の人手不足に陥ったままです。ここを、放置してコロナ対策はありません。まず一つは訪問系では、ホームヘルパーへの経済的・物的な支援が欲しいのです。特に大阪市は4年前から要支援1、2のヘルパーの生活援助の介護報酬を独自に25パーセントカットしたままです。これではヘルパーに感染対策を確保させて感染の恐れのある世帯に訪問して援助しようとしてもできません。直ちに報酬カットはやめていただきたいと思います。

通所系、デイサービスやデイケアなどの減収が深刻です。介護報酬の支払いの話がありましたけど、実はデイサービスは、国のコロナ特例として通所者が減って介護報酬が減った場合、実際は5時間しか来てないのに2時間を足して7時間分を請求してもいいという合法的水増し請求を制度として一昨年始めました。すると利用者は、使ってもいないのに長時間の利用者負担も取られるということになりました。これはけしからんということで反対運動が起きて、長野県の飯田市などではその分を市が補助することもありました。

これについて大阪府、大阪市は何の動きもしませんでした。施設については、病院の代わりをさせない。入院すべきは入院させる、医療の適切な支援と連携を受けられる。これは今すぐに手を付けるべきだと思っています。

最後に、介護労働者の賃上げ問題です。在宅ケア、施設ケアを含めて支えているのはケア労働者です。しかし、その賃金水準は低く、全産業平均と比べると２０１２年で9・5万円の月収差がありました。２０１９年のコロナ前でも8・5万円の月収差でした。これは正規職員の差です。これだけ賃金格差があって果たして介護分野に人が来るでしょうか。特にヘルパーの場合は有効求人倍率、ハローワークで職を求めるヘルパーさん1人に対して、人を求める会社は15倍という深刻な人員不足です。

ヘルパー不足に悩む訪問介護事業者は8割を超えています。それ以外の介護職員でも6割を超えております。ヘルパーの年齢構成ですが、一番多いのはなんと60歳以上です。実に60歳以上だけでも37・6パーセント、4割が高齢者です。これが日本の専門職であるヘルパーの実態です。17年前、ヘルパーで60歳以上は8・6パーセントでした。これが現在は37・6パーセントに上がっていますし、17年前はヘルパーの主力は40代です。今の主力は60代。このまま10年経ったらどうなるのか、こんな在宅介護の状態でコロナ対策はできません。

ホームヘルパーの介護報酬は、介護保険ができてから22年間そのままです。全く上がっていません。一方で最低賃金は低いですが、大阪でもようやく1000円を超え1・4倍に上がりました。これで介護に人が来るわけがありません。介護保険が始まってからマイナスの方の報酬改定が続いています。これでまともな介護人材が育つわけがありません。これをベースに障がい福祉サービスの報酬も組み立てられます。介護と障がいはもう一蓮托生状態です。

岸田政権が2021年に発足して「新型コロナウイルスの感染症や少子高齢化への対応の最前線におられる看護、介護、保育などの現場で働いてる方々の収入を増やす」、これが新しい資本主義の目玉政策の一つだとぶち上げました。期待していましたが、2022年の2月から始まった介護の場合ですと、職員1人当たり月額9000円上げますということでしたが、実際には報酬に最高で

2パーセント加算をしただけでした。到底9000円にはなりません。特に2022年の9月までは全額国庫負担の補助金でした。しかしこれはわずか8カ月で終わり。この10月からは介護報酬になったので、国庫負担は4分の1、25パーセントだけになり、あとは都道府県・市町村の負担と介護保険料の負担で利用者負担もついてくるというように変わりました。こんなイカサマな政策は改めるべきだと思います。

今こそ労働者に大幅な賃上げをして介護基盤を強化するべきです。これは介護労働者だけではありません。ケア労働者全体です。保育、看護を含めたケア労働者全体に大きな投資をして、賃金を引き上げることが最大のコロナ対策の土台になるということを申し上げて私の話を終わります。

自治体は責任を持てる質と量の保育所を

保育／乾みや子

保育の立場からお話を伺っていて、やはり公衆衛生の要としての保健所行政がある種の憎しみを持って削減されてきたのだなという感想をまず持ちました。公共的なもの、全ての国民や府民にあまねく提供されるものを切り捨てていくという、そういう志向をもとにした政策だと思うわけです。大阪府同じことが保育の分野でも、実はそんなにドラスティックには出ていませんけれどあります。大阪府は公的な保育制度を、誰もが享受できるものを誰もが享受できないものにしておいて削減する、そういう手法が使われてきたと思います。

2000年の太田房枝知事の時です。公私間格差是正と言いまして、私どもの賃金が地方公務員給与と比べて低く、その差額がやはり月額数万円あり、それを是正してくれていた制度がありました。これは黒田了一府政のときの産物ですけど、これを2000年にやめました。私どもは1973年に共同保育所から始まり2001年に認可されたので、一度もこの恩恵を受けていない社会福祉法人ですけれど、やはりこういうことは守っていかないといけません。

また大阪市は橋下市長のときに、それまでの1歳児5対1を国基準の6対1に改悪しました。それから施設も1・65平方メートルでいいんだと放言して一挙に削減しました。ですから大阪市の保育所は今も6対1の保育士しかもらえていません。これは2014年のことです。そして全体とし

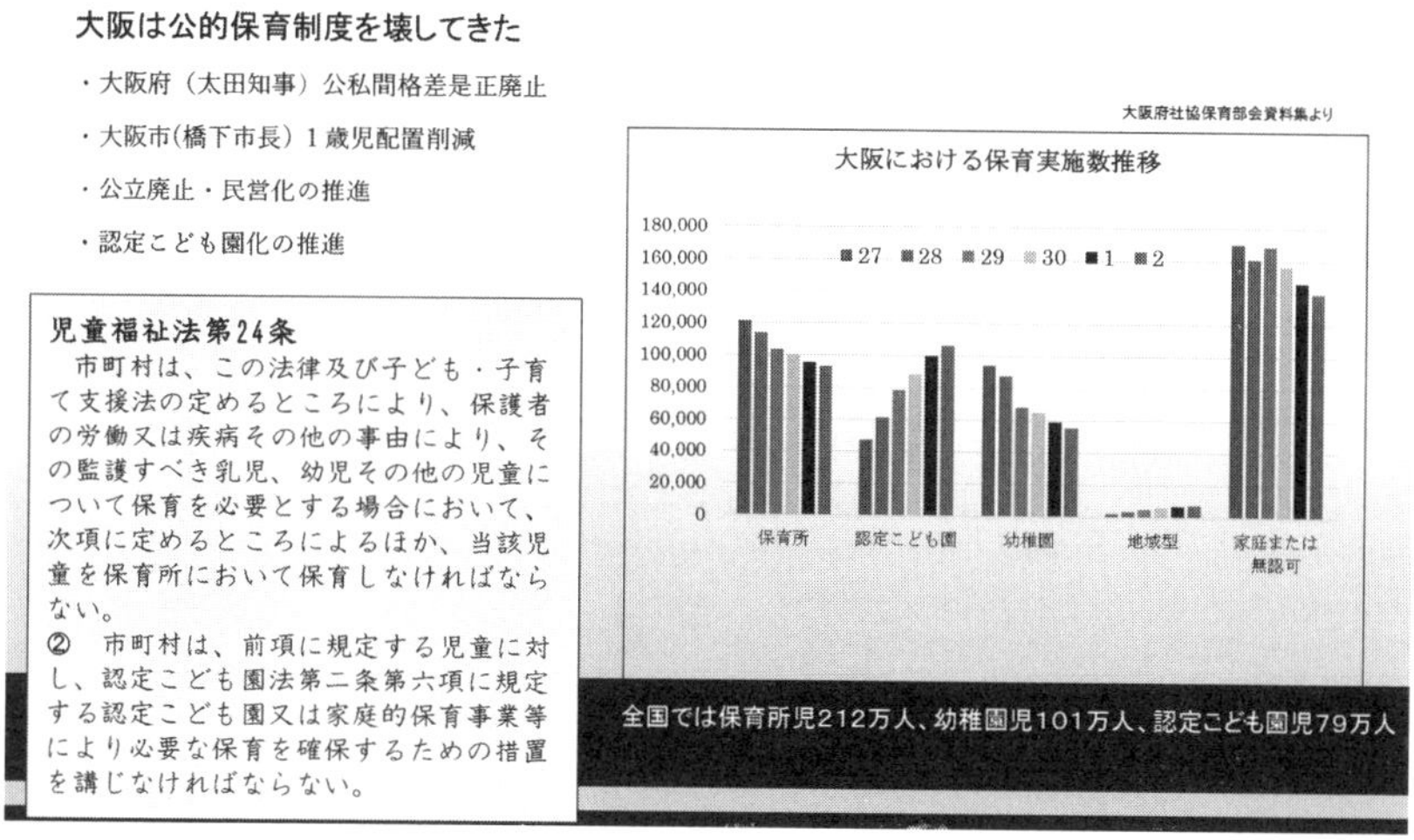
大阪は公的保育制度を壊してきた
・大阪府（太田知事）公私間格差是正廃止
・大阪市(橋下市長）１歳児配置削減
・公立廃止・民営化の推進
・認定こども園化の推進
児童福祉法第24条
市町村は、この法律及び子ども・子育て支援法の定めるところにより、保護者の労働又は疾病その他の事由により、その監護すべき乳児、幼児その他の児童について保育を必要とする場合において、次項に定めるところによるほか、当該児童を保育所において保育しなければならない。
②　市町村は、前項に規定する児童に対し、認定こども園法第二条第六項に規定する認定こども園又は家庭的保育事業等により必要な保育を確保するための措置を講じなければならない。
大阪府社協保育部会資料集より
大阪における保育実施数推移
180,000
160,000
140,000
120,000
100,000
80,000
60,000
40,000
20,000
0
27　28　29　30　1　2
保育所
認定こども園
幼稚園
地域型
家庭または無認可
全国では保育所児212万人、幼稚園児101万人、認定こども園児79万人

て公立保育所を廃止し、民営化を推進してきたわけで、その中で認定こども園化も進められました。

ここで2015年にできた子ども・子育て支援法によって、保育施策がどのように変わったか改めて見ておきます。子ども・子育て支援法では、認定こども園が位置づけられていますが、その根拠法は児童福祉法です。第24条に「市町村は、この法律および子ども・子育て支援法の定めるところにより、保護者の労働又は疾病その他の事由により、その監護すべき乳児、幼児その他の児童について保育を必要とする場合において、当該児童を保育所において保育しなければならない」。これが児童福祉法第24条第1項です。2015年の法改正では、保育所を全部なくして認定こども園に一本化することが目論まれていました。しかし、これには民主的な経営を目指す園長たちだけではなく、保守的な立場の経営者も含めて、全国から反撃の声が上がりました。その結果、この第1項が、もともとあった24条の条文を踏襲してあとから復活した、という経過があります。私たちはこれをとても大事に思っています。

ところが第2項は、「市町村は、前項に規定する児童に対し、認定こども園法第2条第6項に規定する認定こども園又は家庭的保育事業等により必要な保育を確保するための措置を講じなければならない」。だから保育をここでしなさいとは言っていないのです。講じないといけないという位置づけで、そして実は認定こども園などは幼稚園と同じで直接契約なんです。今はまだ待機が出るから市町村が利用調整をしていますので、まるで市町村が入所を決めているかのようですが、全部が認定こども園になれば利用調整は機能しません。だからそこに入りたいと思っても入園試験があって、幼稚園と同じように落とされるということが起こってくるような制度設計になっているのです。

それにシフトしていくような国のインセンティブが公定価格の中には含まれています。保育所の公定価格よりも認定こども園の方が1・2倍、それから幼稚園の方が時間単位で測ると2・3倍ぐらいのお金が投入されているという現状があります。そのもとで全国に先駆けて認定こども園化を進めたのが大阪府です。このグラフ（前頁）は大阪府社会福祉協議会保育部会の資料から引用してグラフ化したものです。

令和元年に保育所と認定こども園が施設数で逆転したのがわかります。幼稚園もどんどん減っています。保育所ももちろん減っています。そして家庭または無認可に入ってる子どもが少しずつ減ってきています。求められているのは公的な保育制度なので保育所を拡充してもらわないといけないのです。ですが大阪ではこういう現象が起きています。

では全国はどうなのか。昨年の保育所児は全国で212万人です。幼稚園児は101万人です。そして認定こども園児は79万人です。ですからまだ当該の市町村や都道府県は公的な市町村の義務である保育所保育を実施するということを大事にしていることが数字で見て取れます。

では子どもの産める大阪にするにはどうすればいいのか。ご承知のようにコロナで出生数が激減していますので、保育所の定員割れ問題も今起こってはきているんですけれども、実際には潜在的待機児童というのが非常に多いのです。私たちも一時預かりなどいろんな保育相談を受けますし、市町村の保育所入所申し込み期限が終わると、もういろいろと問い合わせがあります。それから入所発表がされる1月、2月になるともう落ちましたという相談があります。

にもかかわらず市町村の待機児童数はゼロと発表されます。例えば、そこにしか通えないから1カ所の保育所だけを希望しているとか、育休中で下の子どもの育休を取って次の4月に育休延長したら上の子はやめてくださいって言われるとか、一時預かりにやっと預けたが本当は毎日仕事に行きたいけど行けないとか、そういうことは待機児童に入らないのです。また無認可に入所してるのも入らない。そういう数え方を国が示しているので待機児はゼロになるのです。でも実際には困っている子どもたちがたくさんいます。

このような状況では安心して妊娠できないので、いつでも誰でもどこに住んでいても必要なときに責任能力のある保育所に入れることが切実に求められます。個人契約や私的契約ではなくて、自治体として責任を持っている公立保育所と認可保育所、本当にその自治体が責任を持てるような質と量の確保、それこそが子どもが生まれやすくする一丁目一番地だということです。

それにふさわしい政策が何かというと、すでに他の都道府県や市町村が工夫している政策の中にその答えはあるかと思いますので詳しくは述べません。でも考え方としては、あまねく市民が、あ

図1　出生数及び合計特殊出生率の年次推移

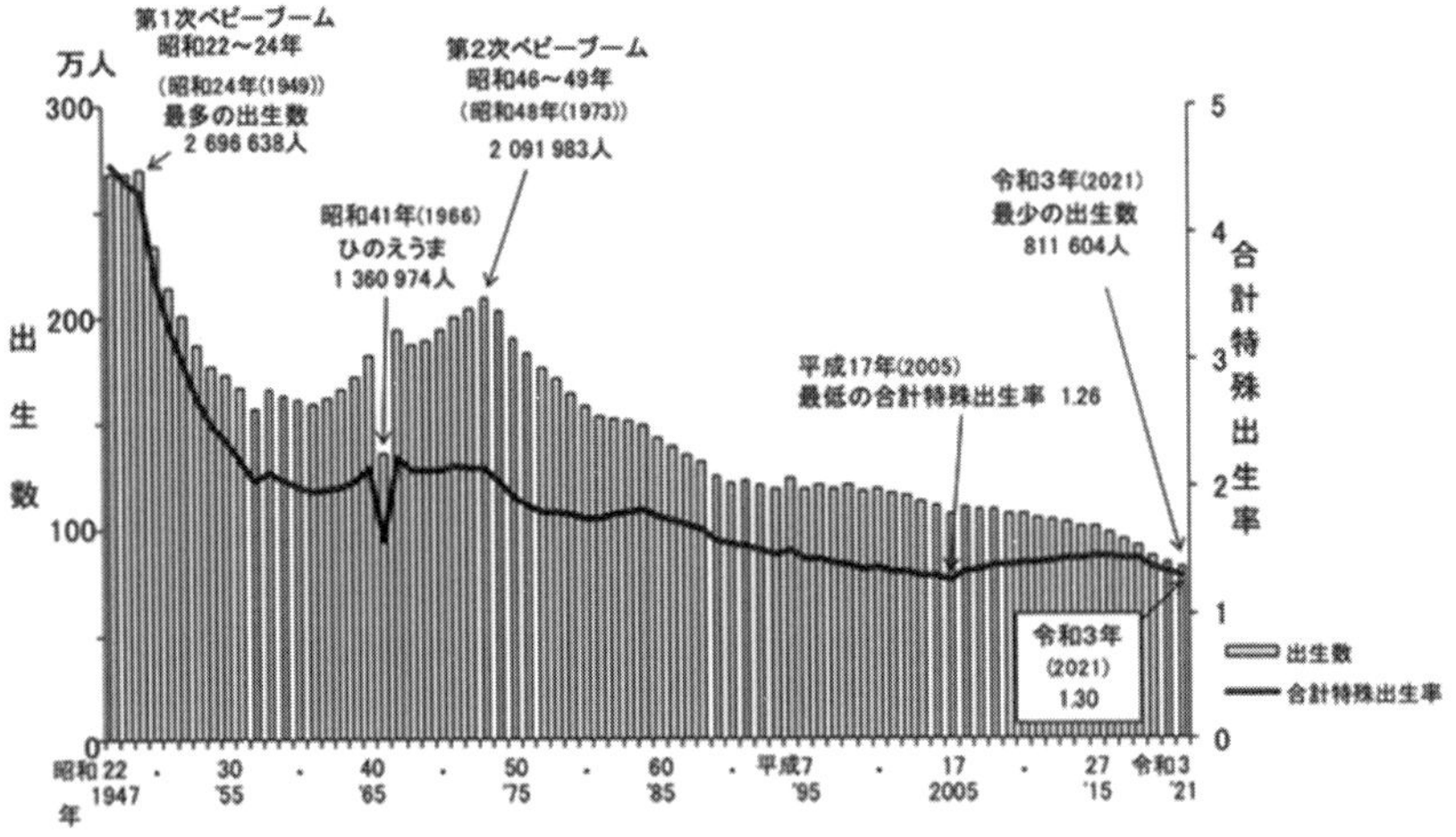

出典：厚労省2022年6月3日発表資料

るいは府民が、国民が享受できる制度にしていくということが大事ではないかと思います。

それからこの点に関しての考え方ですが、なぜこんなに家庭責任に頼るのかという問題です。介護や障がいや保育の分野で働く労働のルーツは家庭内の無償労働でした。タダだったわけです。その多くの場を女性が担ってきましたので、ケアの社会化が遅れ、不十分であったのはやはりジェンダー問題でした。私たち保育労働が女性労働のバックグラウンドでもあり、自らが女性労働であるという二重の意味でジェンダー問題だったと思っています。

出生数や合計特殊出生率の年次推移はいろんなところで出てきます。令和2年までの統計資料しかありませんが、令和3年、2021年はぐっと落ちたはずです。1・3を切るかもわかりません。大阪市はすでに1・3を切っています。

そういうもとで私たちは、旧来の価値観に束縛されない新しい秩序を作っていく必要を、このコロナ禍の中で非常に自覚したと思っています。やはり公平であること、そして充足していること。それが共有されていくことがとても大事じゃないかなと保育現場から見ていて思うわけです。

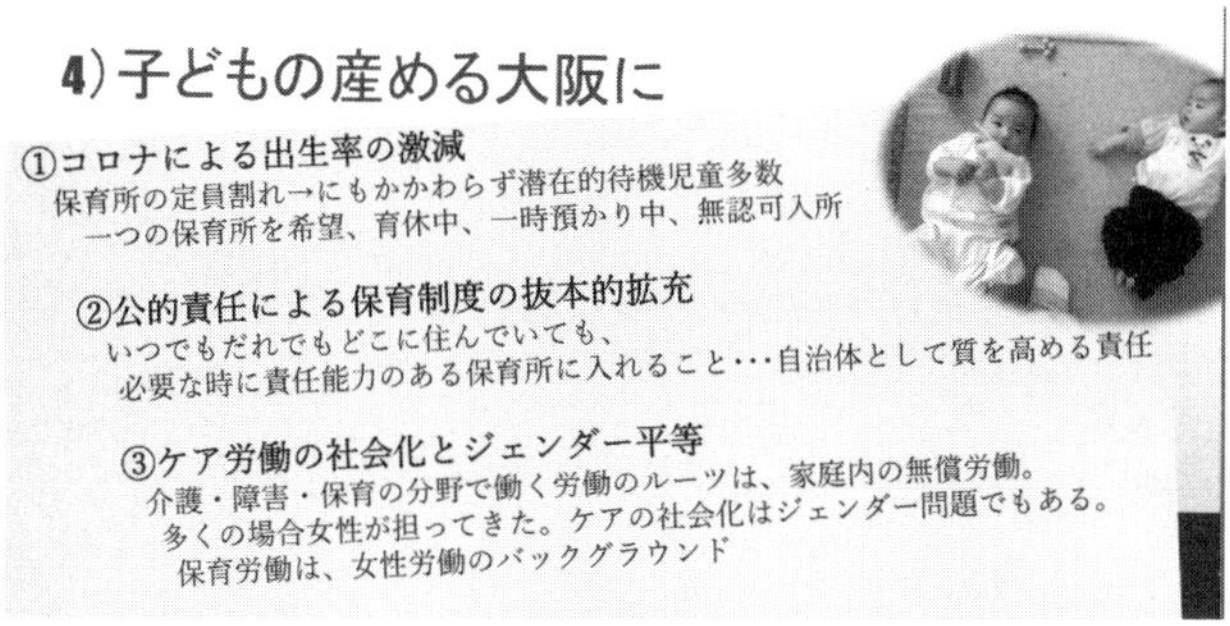
4）子どもの産める大阪に
①コロナによる出生率の激減
保育所の定員割れ→にもかかわらず潜在的待機児童多数
一つの保育所を希望、育休中、一時預かり中、無認可入所
②公的責任による保育制度の抜本的拡充
いつでもだれでもどこに住んでいても、
必要な時に責任能力のある保育所に入れること・・・自治体として質を高める責任
③ケア労働の社会化とジェンダー平等
介護・障害・保育の分野で働く労働のルーツは、家庭内の無償労働。
多くの場合女性が担ってきた。ケアの社会化はジェンダー問題でもある。
保育労働は、女性労働のバックグラウンド

この志向は、国際的な新しい秩序作りの動きとも連動するのではないか、たとえば原始的なコロナウイルスとの距離を置けなくなっているわけで、やはり地球的な棲み分けを復活していくこと、熱帯雨林や海洋の回復維持とか、化石燃料の封印とか、プラスチック製品の生分解製品への転換とか、エネルギーの民主化とかです。SDGsってよく言われますけれども、それで企業が儲かるという方向にもっていき持続可能だというのは、何か誤解があるなと思います。

先ほどから出ている自助の福祉という考え方ではなくて、公的な責任と権利の福祉ということを考えます。その中で公的な保育制度としては何としても児童福祉法第24条の第1項を守って、最後の1園になっても頑張ろうねと言っています。

福祉の権利を守ること、コロナが人類の前に現れたことへの抜本的対応、それと気候正義などの世界の新しい価値の創出とは同じベクトルの中にあるのだと思います。それはなぜかと言うと、この間明らかになってきた旧統一教会と政権や地方自治体の長や議会との癒着の様子を見ますと、なぜこんなに保育施策がまともに進まないのかと思っていたことの答えがそこに見つかったと思っているからです。

それは父権主義的な社会観と結びつきますから、保育は「女子供」の問題で、家庭がタダでやることなんだという自己責任論、それから金や力に価値があるという考え方、それが安倍政治や維新政治や旧統一教会に共通の、心情的な強いシンパシーだろうというのが私の個人的見解です。これを克服していくためにも福祉の現場からの発信をしていきたいと思っています。大阪府に対する具体的な政策提言ではありませんでしたけれども、日頃考えていることを述べさせていただきました。

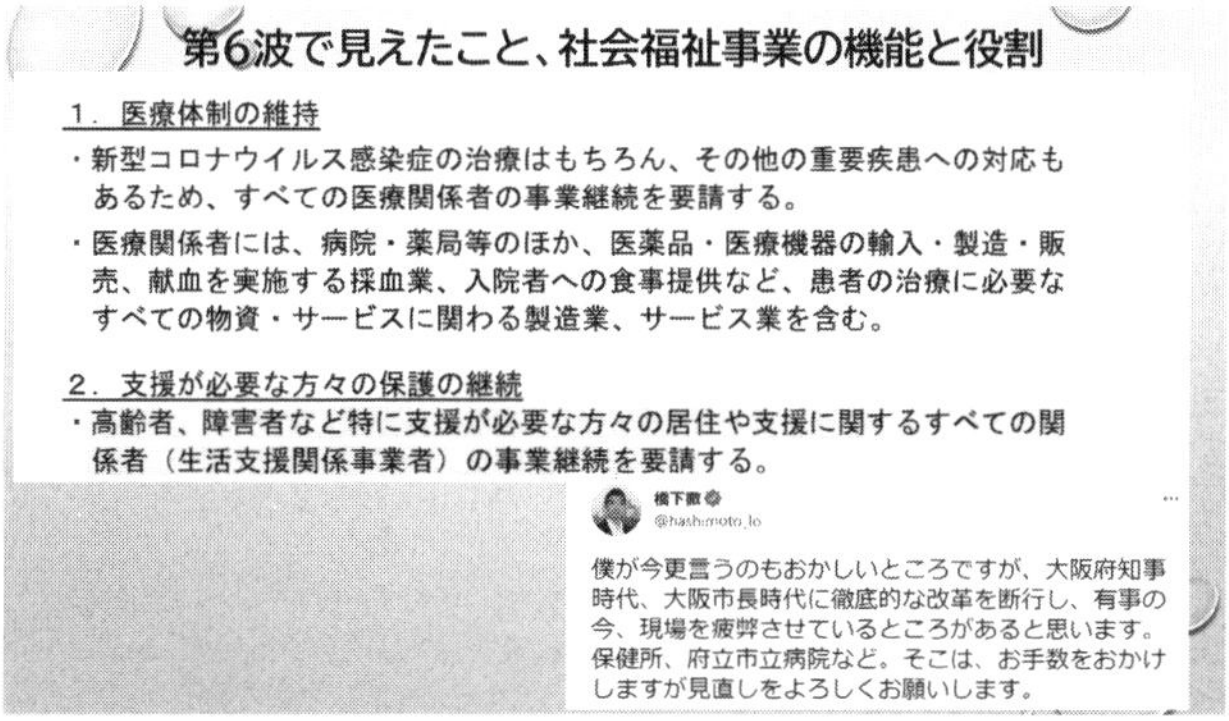
第6波で見えたこと、社会福祉事業の機能と役割
1．医療体制の維持
・新型コロナウイルス感染症の治療はもちろん、その他の重要疾患への対応もあるため、すべての医療関係者の事業継続を要請する。
・医療関係者には、病院・薬局等のほか、医薬品・医療機器の輸入・製造・販売、献血を実施する採血業、入院者への食事提供など、患者の治療に必要なすべての物資・サービスに関わる製造業、サービス業を含む。
2．支援が必要な方々の保護の継続
・高齢者、障害者など特に支援が必要な方々の居住や支援に関するすべての関係者（生活支援関係事業者）の事業継続を要請する。
橋下徹
@hashimoto_lo
僕が今更言うのもおかしいところですが、大阪府知事時代、大阪市長時代に徹底的な改革を断行し、有事の今、現場を疲弊させているところがあると思います。保健所、府立市立病院など。そこは、お手数をおかけしますが見直しをよろしくお願いします。

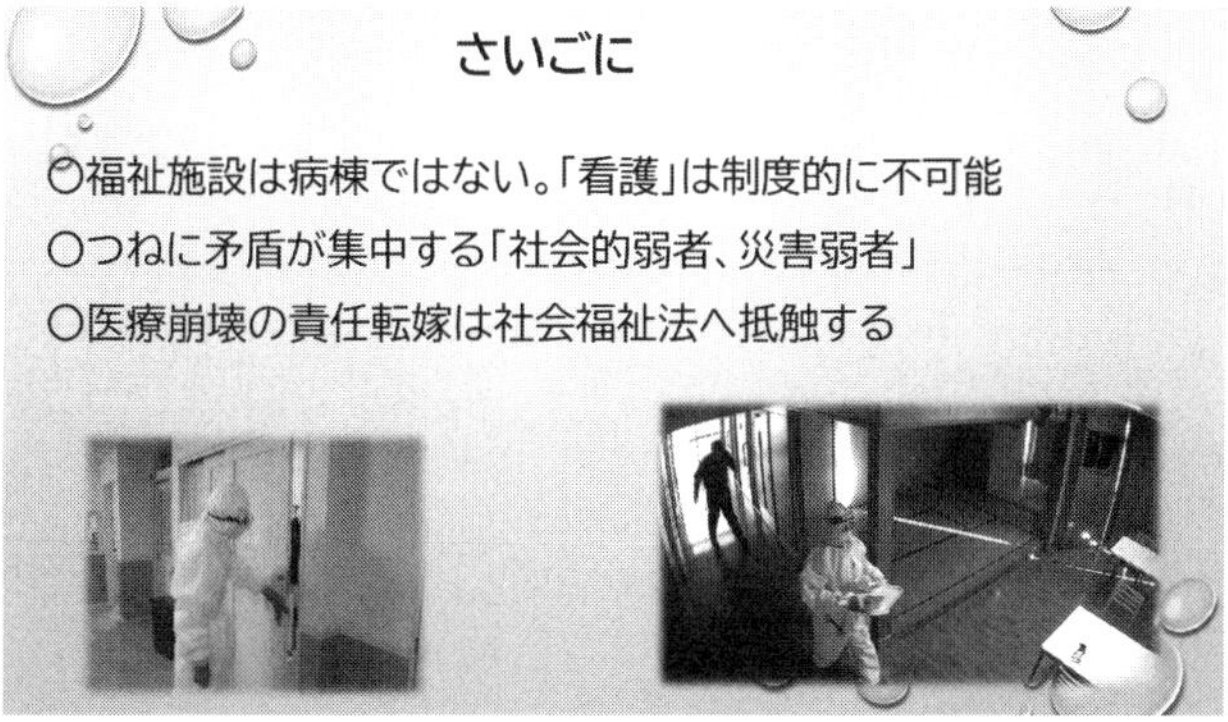
さいごに
○福祉施設は病棟ではない。「看護」は制度的に不可能
○つねに矛盾が集中する「社会的弱者、災害弱者」
○医療崩壊の責任転嫁は社会福祉法へ抵触する

手立てを打たず損失の丸投げは法的に許されるのか

障がい／皿海みつる

この文章（上図）は、２０２０年３月28日の政府のコロナ対策基本方針の一部です。この３年弱の初年度に、政府がコロナに対してどういう姿勢で臨むのかという文書になりますが、支援が必要な方々への保護の継続という項目があります。高齢者、障害者など特に支援が必要な方々に対する支援を、事業の継続を要請するということが書かれています。

　私たちは本当にこの間、体制をとることも困難で実際には事業継続が途切れる場面にも直面しながら、歯を食い縛りながら事業を守っていくために全力を傾けてきたところです。社会機能維持者とかエッセンシャルワーカーとかいろんな表現はありましたけれども、社会の機能を維持していくために必要だと、そういう使命感を持って臨んできたところです。これは一事業者の出来事ではなくて、行政の責任と役割が問われる出来事だったと思っています。

冒頭に紹介がありましたが、当時行政の首長だった方が、「徹底的な改革を断行して疲弊をさせたことについて、お手数おかけしますが見直しをよろしくお願いします」と言われました。十数年かけて無くされてきたことをこの緊急事態の中で見直すなんてことができるわけがないと私は感じております。

最後になりますが、この間、私たちの施設はコロナ病棟のような状態になりました。防護服を着ながら利用者の24時間の支援体制を組んで看病に当たるということですが、私たちができるのはあくまでも看病です。看護は福祉の制度においてはできないことですが、大阪府知事は看護にも福祉が対応できる力を持つべきだと4月13日の記者会見で答えています。福祉分野での損失について営業補償は難しいというようなことも言ってます。公的福祉事業で非営利事業者が行った、しかも医療崩壊のツケをカバーしたことに対して、それが果たして補償できないというようなことなのかという大きな疑問を抱いています。

大阪で、そして全国の都市部を中心に起こった今回の医療崩壊ともいうべき出来事は、国および地方公共団体が積み重ねてきた政策が表面化したものであり、ただ非常に残念という言葉だけでは済まされない、深刻な結果だと思っています。そのことが正されるということはもちろん必要ですし、それを支えなければならなかった最後の砦となった福祉の現場について、その損失を丸投げするということが法的に許されるのかということを私は感じています。社会福祉法の第61条に、国および地方公共団体はその本来の責任を事業者に転嫁をしてはならないという原則がうたわれています。今回の出来事は責任の転嫁そのものではないでしょうか。私たちは大阪および国で起きたこの出来事についての真っ当な総括と適切な対処を強く求めていきたいと思います。

コーディネーター／井上美佐　ありがとうございました。まず医療の現場からは、コロナに対して医療を安心して受けられるような補助、水道光熱費や給食費のような患者に負担を負わせることができないものに対する公共的な財政支援が必要であるということを強調されました。それから病床確保の計画数の見直しに関しては、大阪府が読みを誤った状況になっているのでそこを見直していただきたいということ、感染症法の改正案についてもやはり地域で調整するような仕組みが必要だということでした。また保健所機能の拡張、キットや医薬品の安定供給、介護事業所、事業者への援助なども問題として挙げられました。

保健所の現場からは、新型インフルエンザの教訓を生かした感染症対策の専門の組織や人員体制の強化、人材の育成、予算の充実、こういったものが必要だと述べられました。また大阪府は専門家ではなくて外部委託や派遣労働などの雇い入れで、その場限りの対応をしようとした。もっと現場の訴えを聞いてほしいし、10年先を見越した対策が必要だと訴えられました。

介護の現場からは、医療体制について発言されました。入院できない仕組みを撤廃してほしい、保健所を増やすこと、そのために人を増やすことが必要。そして日常生活を送ることが困難な要介護者への支援、介護事業者への支援ももちろん必要だということ。また病院の代わりをさせないで欲しい。医療への支援と連携が必要であるということ。また介護労働者の賃金。ヘルパーさんが増えるように賃金を上げることなどが必要だと強調されました。

保育の現場からは、公的責任のある保育制度の拡充がさらに必要で、現状では潜在的な待機児童の問題は全く解決されていないこと。充分な保育所と充分な保育士の数が必要になり、今回のような緊急事態に対応するためにも改善が必要であること。また介護や障害、保育はジェンダー問題であるということも指摘されました。自助の福祉ではなく、公的な福祉を要求したいというお話でした。

障がいの現場からは、福祉施設は病棟ではないということ。そのために医療関係者による事業継続の必要があり、医療体制の維持や福祉事業の維持は公的にするべきだというお話でした。医療や福祉に関わる行政の問題であるという指摘をされました。

第4章

シンポジストへの質問と補足発言

質問に答えて

質問　24区にあった大阪市の保健所機能は現在どのように低下しているのでしょうか。また保健師さんの数はどのように減っているのですか。

保健所／大阪府関係職員労働組合　大阪市の保健所のことですが大阪府の管轄でないので詳しくはわかりませんが、大阪市の保健師さんと業務上でやり取りをした中では、保健センターの保健師さんは退職も考えたぐらい大変だったと言われました。とても保健センターの業務に保健所の業務を上乗せしてやることは不可能だと言われていました。保健師の正確な数は把握できていません。

質問　保健師さんから、現場の声を聞いてもらえる行政が必要という話でしたが、直属の上司以外にコロナ禍以降、現場施設や医療に来られた組織の長はどこまでの範囲でおられたのでしょうか？

保健所／大阪府関係職員労働組合　上司が現場を見に来たかという質問ですが、たぶん健康医療部の部長が何カ所かの保健所を回られたとは聞いています。

質問　第6波、第7波のような大規模感染で十分な保健所対応を行うとしたらどのような組織の改編や体制の強化が必要と考えますか。

保健所／大阪府関係職員労働組合　今日のシンポジストのみなさんのお話を総合すると、まず大阪府自体が医療行政を改革する、救急隊との連携を強化するような医療行政の実現のためにどういう力を発揮するかというのが基本です。そこに位置づけている公衆衛生を担う保健所と保健師、それはやはり正規ではないと難しい部分があるので、派遣などのその場しのぎの対応ではなく、正規の保健師の職員を増やしていただくこと。保健師以外の保健所の職員も発生届の管理など全部事務の方がされてますので、保健所職員を安定させていただくことが必要かなと思います。

また障害や介護の分野の方の陽性者への対応がどうしても大変になります。その上、ヘルパーさんの数が少ないことが根本にあると思います。介護職員の方は本当に安い賃金ですごく過酷な労働を強いられてる中にコロナがやって来たので、とてもじゃないけど持ちこたえられません。そもそも抜本的にケア労働者の拡充と安定をしない限り、乗り越えられないかなと思います。公衆衛生の原点に戻ると、今やって今日すぐにというのが難しくて、10年先を見据えた対策を、今はもう終わりかけだからいいとか、5類に変わるかもしれないからいいとかじゃなくて、10年後を見据えてちゃんと人員を増やしていかないと難しいかなと思います。

質問　障害、介護などの職員は医療職ではないので医学的教育訓練は受けていません。感染症対応が業務に予定されていません。そういう方に仮に教育や訓練も受けさせても2類相当の患者の世話をさせていいのでしょうか。また業務中の感染は医療職より介護職の方が多いのではないでしょうか。こうした方に後遺症が出ている方はおられますか。

介護/日下部雅喜　私の周りでは後遺症を引きずってる方はいらっしゃいませんが、他事業所や同じ業界の中にはいらっしゃいます。確かに感染症対策は一から勉強ですね。防護ガウンの着方、脱ぎ方、手の洗い方、フェイスシールドとマスクの関係とか、そのくらいの勉強はできますが、しかしやはり根本的なところで医療的な知識がないので介護職だけの対応は難しいと思います。

補足発言から

コーディネーター／井上美佐　では最後に、各シンポジストのみなさんから言いたいことを短くお話ください。

医療／河原林正敏　コロナから通常医療に段々移行をする流れの中で、医療に対する補助というのが徐々に縮小されつつあります。その一方で病院に義務を課すような、そういう法制化の動きが出てきているということに関して危惧しています。これからも感染と戦い続ける医療従事者の心を折るようなことだけは絶対にしないでいただきたいと感じています。高齢者施設や介護事業所への介入や医療と介護の連携などは、やはり政治の責任だなと思います。大阪のコロナ対策というのは大きな波をかぶるたびに、次の波に耐えるだけの壁とか屋根を慌てて室内で固めているだけというような、言わば綻びや穴だらけなものなんじゃないでしょうか。大規模医療施設や高齢者の臨時施設を申し訳程度に作って見栄えを良くしてるだけです。ぜひ一人ひとりの命を大切にする政治を求めていきたいと思います。病院としましては引き続き、ウィズコロナの体制を取っていかなければなりません。病院の入院はどうしても高齢者や重症化リスクの高い方が中心になっていきますが、在宅医療や介護分野などとも連携を取りながら頑張っていきたいと思います。コロナと通常医療の両立のために尽力していきます。

保健所／大阪府関係職員労働組合　私自身は今の現状は、いろんな政治の流れの中で起きたことだと思っていて、不満があったり、ここを変えて欲しいというのはすごく思いますが、でもこの政治を選んできたのも選挙の結果ですので、私も含めてそれは忘れたらあかんことだと思っています。このコロナの体験を踏まえて、何を大事にしてどんなことをやっていけばみんなが住みやすくて命も大事にされ、安心して暮らせる大阪府になるのかなということをみんなで考えるきっかけになったらいいなと思っております。

介護／日下部雅喜　大阪市内の在宅の介護現場をコロナ禍で走りながら思ったのは、ちょうど維新政治が10年ちょっとたって着実に改革を断行した、その結果がこのコロナの毎日の惨状だと思っています。特に腹が立つのはその中で張本人である吉村知事が、受け狙いとカッコ付けだけのことで人気をかっさらって、そのもとで、職員も利用者も住民も塗炭の苦しみを味わっていること、これがなぜわからないのかと。本当にこれは悔しい思いです。今日のシンポジウムを通してその一端が明らかになったと思います。10年かかって壊してきた大阪の医療と公衆衛生・介護福祉を転換してくには、やはり大阪府知事と大阪市長のコンビ、そして堺市長も含めて変えてほしいなと思います。

保育／乾みや子　私どもは障害と介護、それから保育の経営者団体として社会福祉経営全国会議をコロナ禍の2020年に立ち上げました。いま出されたような問題を国に向けていろいろな活動や発信を行っている団体ですけど、今はその大阪支部の結成に向けて活動しています。各市町村や府に向けての要求をもっと強めていかないといけないと議論をしているところです。私たちの福祉の要求と公衆衛生あるいは医療の要求がこのコロナ禍を通じて交差し、一緒にやれる課題が見えてきたと思っていますので、今後とも一緒に頑張っていきたいと思います。

障がい／皿海みつる　今日はとても勉強になりました。こうした状況を作ってきていることに私たちは有権者としての責任もあるという先ほどの発言も、まさにしかりだなと思いました。知事の発言の中には、保健師を増やすべきという声に対して「暇なら座らせておくのか」という高飛車な発言もあります。大阪の医療が崩壊をしたというだけではなくて、子どもの貧困は沖縄に次いで2番目です。貧困率、犯罪率、ひったくり率、いろんな問題を大阪が今抱えていて、その上に今度はものすごい投資をしてカジノを作ろうとしています。

それを切り替えていくのに、地域に踏み出しながら社会を、地域を作っていくような行政機関のあり方が求められていると思っています。その中に地域の医療、福祉、教育の充実があります。この厳しいコロナ禍の出来事を通して、大阪府政が新しく本当に良くなる方向に変わっていくことを願ってやみません。

おわりに

コーディネーター／井上美佐

シンポジストのみなさん、今日はありがとうございました。最後にまとめさせていただきます。

大阪がこのような現状になったのは、まず第1に一言で言って人手不足です。とりわけ専門職が不足しているというのは非常に問題で、大阪府や大阪市の保健所の不足も問題です。大阪府や大阪市は複数の保健所を置くよりは1カ所集中の方が効率的だと、このように言っております。そのため保健所を増やすということには手をつけておりませんが、府のフォローアップセンターというのはもう広範囲の病院の空き状況を十分把握しきれなくなっており、入院の流れが非常に滞ってしまいました。昨日とある医療センターの救急状況を聞く機会がありましたけれども、第6波のときに地元で消防と保健所と病院、救急センターと地元の関連病院が連携して、いちいち保健所を通したりフォローアップセンターを通さなくても、直接に病院に連絡する、そういうシステムをつくることで、救急車の待機時間が平均23分になった。46時間というような話じゃなくて23分になり、電話する回数も2回以下で済んでいるそうです。このように緊急時には小回りの利く地元の連携、これが非常に大切なわけです。そのことによって保健所さんの業務も軽減されるわけです。やはりそれぞれの地域に保健所は必要であり、あるいはセンターになるところが必要だと思いました。

また公的財政支援も必要になります。これはどの分野にも必要になります。保健所、介護、保育、障がいのみなさんは非常に大変な思いをされています。給料も低くてそのために人員も得られておりません。また医療の方には給食代や電気代はこれはもう全然報酬には入っていません。しかしこれを患者さんに上乗せするわけにはいかないわけです。給食代はもうここ何年も同じ値段で物価が上がったのに全然変わってないのです。こういったものの公的支援は非常に必要になると思います。

そして最後に現場の声をもっと聞いてほしいということです。これはどの分野でもみなさん考えていることです。２０２３年は統一地方選挙があります。大阪のこういう問題点に対して真摯に向き合っていただいて、改善に尽力してくださる議員さんを私たちは責任を持って送り込む、これが一つの解決策になると思います。府民の健康と安全のためにみんなで頑張りましょう。

【執筆者・シンポジストの紹介】

医　療／河原林正敏（耳原総合病院院長）
保健所／保健師（大阪府関係職員労働組合）
介　護／日下部雅喜（ケアマネジャー・大阪社保協介護保険対策委員長）
保　育／乾みや子（社会福祉法人どんぐり福祉会専務理事）
障がい／皿海みつる（社会福祉法人コスモス常務理事）
コーディネーター／井上美佐（医師・大阪府保険医協会副理事長）

主　催／大阪社会保障推進協議会
〒530-0034 大阪市北区錦町2-2　TEL06-6354-8662

大阪のコロナ禍３年を検証する
医療・保健所・介護・保育・障がいの現場から

2023年2月10日　初版第1刷発行

企　画　大阪社会保障推進協議会
発行者　坂手崇保
発行所　日本機関紙出版センター
〒553-0006　大阪市福島区吉野3-2-35
TEL 06-6465-1254　FAX 06-6465-1255
http://kikanshi-book.com/
hon@nike.eonet.ne.jp
編集　丸尾忠義
本文組版　Third
印刷製本　シナノパブリッシングプレス

ISBN978-4-88900-279-9

日本機関紙出版の好評書